Introdução à terapia capilar: fundamentos técnicos e atuação profissional

inter
saberes

Introdução à terapia capilar: fundamentos técnicos e atuação profissional

Patrícia Rondon Gallina Menegassa

Rua Clara Vendramin, 58 . Mossunguê
Cep 81200-170 . Curitiba . PR . Brasil
Fone: (41) 2106-4170
www.intersaberes.com
editora@intersaberes.com

Editora-chefe
Lindsay Azambuja

Gerente editorial
Ariadne Nunes Wenger

Assistente editorial
Daniela Viroli Pereira Pinto

Preparação de originais
Millefoglie Serviços de Edição

Edição de texto
Natasha Saboredo
Tiago Krelling Marinaska

Capa
Sílvio Gabriel Spannenberg (*design*)
Net Vector, otsphoto, Vera Larina, Kourdakova Alena, Body Stock, And-One, Sixsmith, NinaMalyna e ALEXSTAND/ Shutterstock (imagens)

Projeto gráfico
Sílvio Gabriel Spannenberg (*design*)
Net Vector/Shutterstock (imagem)

Diagramação
Cassiano Darela

***Designer* responsável**
Ana Lucia Cintra

Iconografia
Regina Claudia Cruz Prestes
Sandra Lopis da Silveira

Dados Internacionais de Catalogação na Publicação (CIP)
(Câmara Brasileira do Livro, SP, Brasil)

Menegassa, Patrícia Rondon Gallina
Introdução à terapia capilar : fundamentos técnicos e atuação profissional / Patrícia Rondon Gallina Menegassa. -- 1. ed. -- Curitiba, PR : InterSaberes, 2025.

Bibliografia.
ISBN 978-85-227-1695-1

1. Cabelos - Cuidados e higiene I. Título.

25-257288 CDD-616.546

Índices para catálogo sistemático:
1. Terapia capilar : Medicina 616.546

Cibele Maria Dias - Bibliotecária - CRB-8/9427

1ª edição, 2025.
Foi feito o depósito legal.

Sumário

Apresentação

Os cabelos podem ser vistos como um indicativo da genética e do estilo de vida do indivíduo, mas, sobretudo, podem ser reveladores da saúde e do bem-estar geral da pessoa. A tricologia é a ciência que estuda os cabelos e o couro cabeludo e se dedica à compreensão e ao tratamento de diversas condições que podem afetar a saúde capilar. Neste livro, disponibilizamos uma base sólida para aqueles que desejam se aprofundar nessa disciplina, de modo a esclarecer a importância do tricologista na promoção da saúde capilar.

O tricologista é o profissional especializado ao qual compete o diagnóstico de condições capilares e a oferta de tratamentos personalizados. Esse profissional pode atuar em clínicas dermatológicas, salões de beleza, *spas*, centros de pesquisa, hospitais e consultórios próprios.

Esse campo de atuação está em franca atuação e oferece oportunidades de negócio nas áreas de saúde e estética. Reconhecendo tais especificidades, estruturamos este livro de modo a oferecer uma visão abrangente e integrada da tricologia. Por isso, no Capítulo 1, relatamos a evolução da tricologia desde a Antiguidade, enfatizando o crescimento da área e a importância da atuação do tricologista na saúde e na estética capilar.

Dedicamos o Capítulo 2 a uma breve introdução ao estudo da pele e de seus anexos, entre os quais estão os cabelos. Nele, tratamos da origem e das características dos folículos pilosos e dos pelos humanos, como suas funções sensoriais e de proteção, e do impacto dos hormônios na transformação e miniaturização dos folículos, levando à calvície. Já no Capítulo 3, enfatizamos a importância da saúde do couro cabeludo, especificando nutrientes, fatores externos e o ciclo capilar. Ademais, destacamos a influência dos sistemas circulatório e nervoso na saúde capilar.

No Capítulo 4, discorremos sobre o cuidado capilar por meio de cosméticos, medicamentos e suplementação, apresentando informações técnicas relativas à cosmetologia capilar. Explicamos a importância da combinação dessas abordagens para um tratamento eficaz e personalizado.

O empreendedorismo em tricologia é o tema central do Capítulo 5, no qual salientamos a necessidade de compreender o mercado e as demandas dos pacientes. Além disso, explicitamos a aplicação do Direito do Consumidor na área, ressaltando a responsabilidade civil objetiva manifesta na relação entre tricologista e paciente.

Por fim, no Capítulo 6, destacamos a importância de elementos como comunicação, liderança, imagem pessoal e postura profissional na prática tricológica, enfatizando habilidades como escuta ativa, empatia e postura ética na criação de um relacionamento de confiança com os pacientes.

Buscamos, portanto, oferecer uma abordagem ampla, ainda que introdutória, para a formação de profissionais da tricologia. Nosso intuito é que as informações que prestamos aqui e as orientações que expomos sejam úteis nessa formação e na prática tricológica. Também desejamos que esta seja uma leitura proveitosa e enriquecedora, e que este livro seja um guia útil e inspirador em sua jornada profissional.

Como aproveitar ao máximo este livro

Empregamos nesta obra recursos que visam enriquecer seu aprendizado, facilitar a compreensão dos conteúdos e tornar a leitura mais dinâmica. Conheça a seguir cada uma dessas ferramentas e saiba como estão distribuídas no decorrer deste livro para bem aproveitá-las.

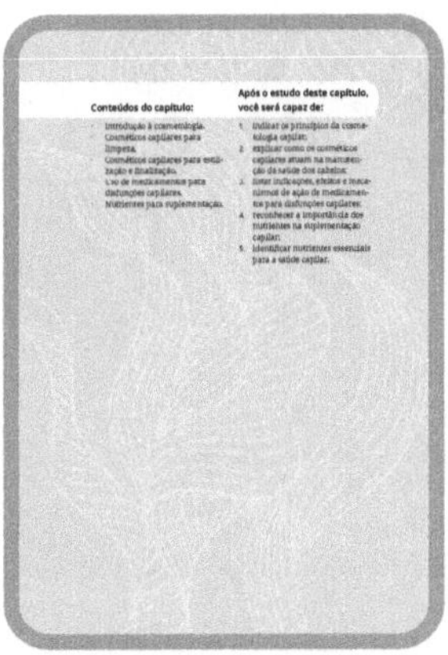

Conteúdos do capítulo:

Logo na abertura do capítulo, relacionamos os conteúdos que nele serão abordados.

Após o estudo deste capítulo, você será capaz de:

Antes de iniciarmos nossa abordagem, listamos as habilidades trabalhadas no capítulo e os conhecimentos que você assimilará no decorrer do texto.

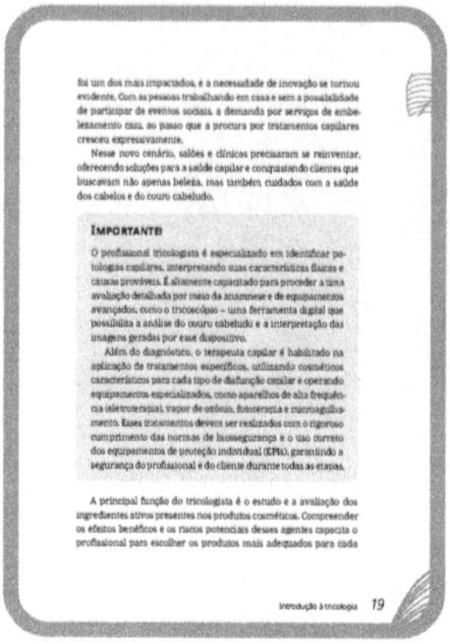

Importante!

Algumas das informações centrais para a compreensão da obra aparecem nesta seção. Aproveite para refletir sobre os conteúdos apresentados.

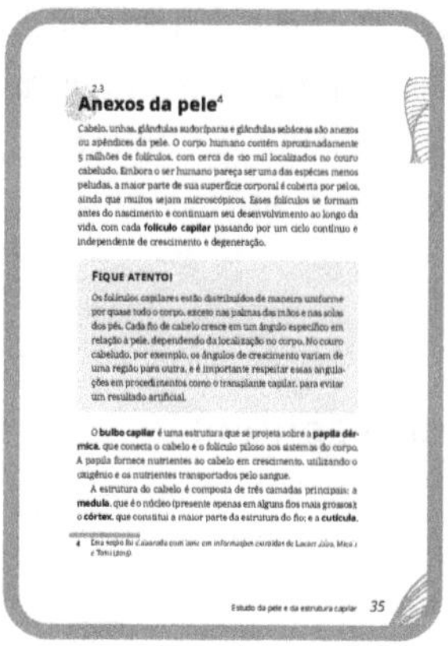

Fique atento!

Ao longo de nossa explanação, destacamos informações essenciais para a compreensão dos temas tratados nos capítulos.

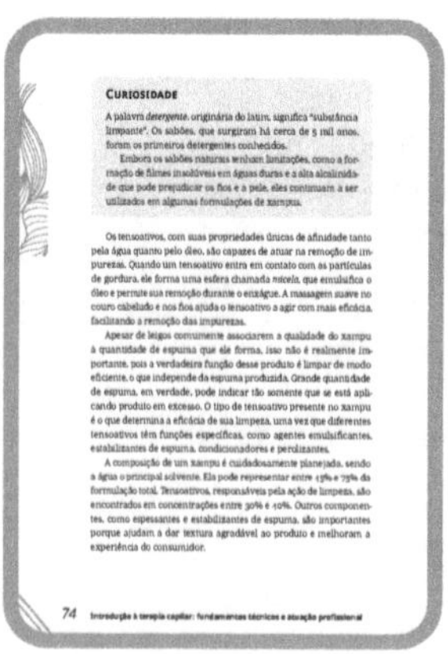

Curiosidade

Nestes boxes, apresentamos informações complementares e interessantes relacionadas aos assuntos expostos no capítulo.

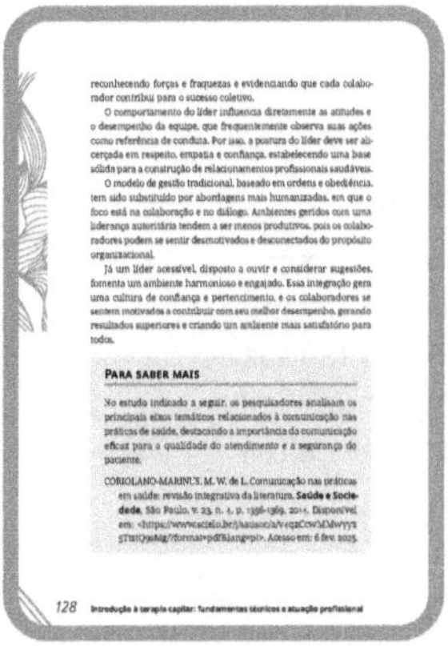

Para saber mais

Sugerimos a leitura de diferentes conteúdos digitais e impressos para que você aprofunde sua aprendizagem e siga buscando conhecimento.

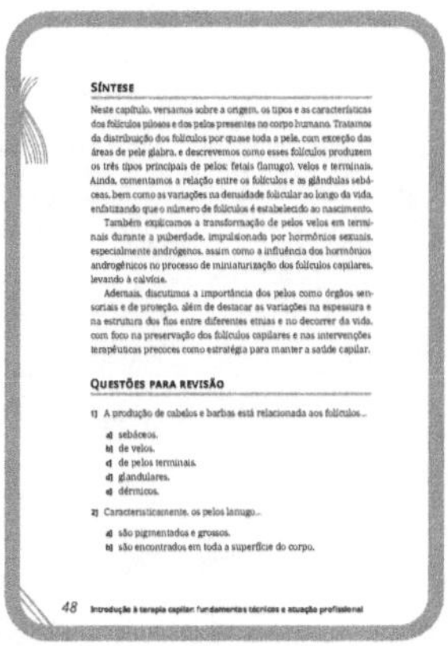

Síntese

Ao final de cada capítulo, relacionamos as principais informações nele abordadas a fim de que você avalie as conclusões a que chegou, confirmando-as ou redefinindo-as.

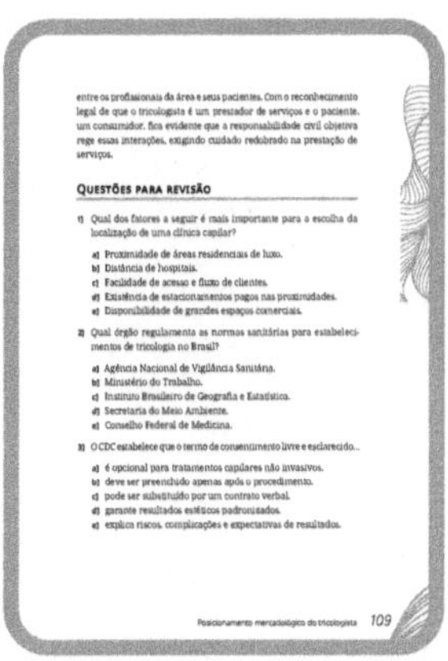

Questões para revisão

Ao realizar estas atividades, você poderá rever os principais conceitos analisados. Ao final do livro, disponibilizamos as respostas às questões para a verificação de sua aprendizagem.

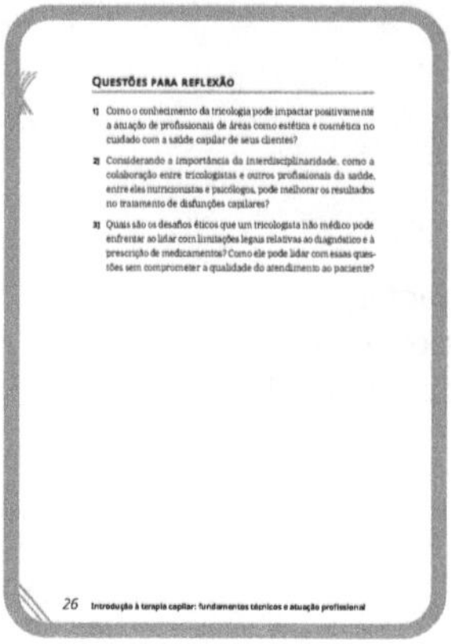

QUESTÕES PARA REFLEXÃO

1) Como o conhecimento da tricologia pode impactar positivamente a atuação de profissionais de áreas como estética e cosmética no cuidado com a saúde capilar de seus clientes?

2) Considerando a importância da interdisciplinaridade, como a colaboração entre tricologistas e outros profissionais da saúde, entre eles nutricionistas e psicólogos, pode melhorar os resultados no tratamento de disfunções capilares?

3) Quais são os desafios éticos que um tricologista não médico pode enfrentar ao lidar com limitações legais relativas ao diagnóstico e à prescrição de medicamentos? Como ele pode lidar com essas questões sem comprometer a qualidade do atendimento ao paciente?

26 Introdução à terapia capilar: fundamentos técnicos e atuação profissional

Questões para reflexão

Ao propor estas questões, pretendemos estimular sua reflexão crítica sobre temas que ampliam a discussão dos conteúdos tratados no capítulo, contemplando ideias e experiências que podem ser compartilhadas com seus pares.

Capítulo 1

Introdução à tricologia

Conteúdos do capítulo:

- Contexto histórico da tricologia.
- O mercado de trabalho em tricologia.
- Profissionais da área capilar.
- Função do tricologista.
- Campos de atuação do tricologista.

Após o estudo deste capítulo, você será capaz de:

1. compreender a diferença entre tricologistas médicos e não médicos;
2. distinguir a função do tricologista e do terapeuta capilar;
3. identificar os ambientes de atuação do tricologista.

A tricologia é uma área em constante evolução que une saúde, ciência e bem-estar. Neste capítulo, exploramos as bases da tricologia, desde seu surgimento até as diversas possibilidades de atuação profissional. O estudo do cabelo e do couro cabeludo vai além da estética, abrangendo estratégias de saúde capilar e as tecnologias de tratamento. Compreender esses aspectos possibilita ao profissional, ao tratar condições capilares, melhorar a qualidade de vida dos pacientes.

1.1 Contexto histórico da tricologia[1]

A tricologia é uma ciência dedicada ao estudo do cabelo e do couro cabeludo, com foco no diagnóstico e no tratamento de problemas que afetam essas estruturas. O termo *tricologia* é a junção do grego *trikhos*, que significa "cabelo", e do sufixo *logia*, que remete ao estudo de uma área específica.

Embora a tricologia tenha se desenvolvido formalmente no século XIX na Inglaterra, registros históricos indicam que as civilizações já buscavam soluções para a queda de cabelo há mais de 4 mil anos. Um exemplo notável é o faraó Ramsés II, que, segundo consta, sofria de calvície e usava perucas para disfarçar tal condição.

Hipócrates (460-370 a.C.), considerado o pai da medicina, também lidou com a queda de cabelo e tentou, sem sucesso, desenvolver tratamentos para reverter a calvície. Ele foi pioneiro na descrição da alopecia (queda de cabelo ou pelo) e observou que eunucos castrados não tinham calvície, sugerindo a primeira ligação entre hormônios e a queda de cabelo.

Outro personagem histórico, o imperador romano Júlio César (100-44 a.C.), enfrentou a calvície recorrendo a vários tratamentos.

1 Esta seção foi elaborada com base em informações extraídas de Fustinoni (2022).

Sem obter êxito, adotou uma coroa de louros para cobrir sua cabeça, a qual se tornou um símbolo de sua figura.

No decorrer dos séculos, diversas teorias surgiram para explicar a calvície, como a ideia de que o uso de chapéus bloqueava o fluxo sanguíneo para o couro cabeludo, ou que esses acessórios criavam condições que favoreciam a reprodução de bactérias. Em 1910, chegou-se a sugerir que a exposição ao Sol causava queda de cabelo, o que levou ao aconselhamento do uso de chapéus, mesmo em dias nublados. Apenas com os estudos hormonais realizados durante a Segunda Guerra Mundial (1939-1945) é que os cientistas começaram a entender melhor o papel dos hormônios, como a testosterona, na calvície.

O marco para o avanço científico da tricologia foi 1902, quando foi fundado o College of Diseases of the Hair, em Londres, posteriormente conhecido como The Institute of Trichologists. Essa iniciativa promoveu a profissionalização do estudo dos cabelos e do couro cabeludo. Em 1989, foi criada a primeira sociedade de pesquisa capilar, a European Hair Research Society (EHRS), evidenciando a consolidação da tricologia como uma disciplina científica. Até 2019, foram realizados apenas 11 congressos mundiais de tricologia, o que demonstra a relativa novidade desse campo no cenário científico.

1.2 Perspectivas futuras[2]

A tricologia está em franca expansão, graças especialmente ao aumento de distúrbios capilares, como calvície e queda de cabelo, exacerbados por fatores contemporâneos como estresse, dietas restritivas e sedentarismo. Esses problemas afetam cada vez mais pessoas jovens, independentemente do gênero. Assim, a demanda por profissionais especializados continua crescendo e supera o número disponível no mercado.

2 Esta seção foi elaborada com base em informações extraídas de Fustinoni (2022).

Embora a ciência continue avançando, a cura definitiva para a calvície ainda é um desafio, em razão da complexidade do problema, que envolve fatores genéticos e ambientais. Recentemente, pesquisadores do Sanford Burnham Medical Research Institute, na Califórnia, desenvolveram uma técnica promissora utilizando células-tronco pluripotentes para gerar novos folículos capilares. Essa abordagem oferece a possibilidade de uma fonte ilimitada de fios de cabelo, sem depender de transplantes convencionais. As células-tronco pluripotentes podem se diferenciar em células da papila dérmica, estimulando o crescimento de novos fios em modelos animais, com a expectativa de futuros testes em humanos.

A clonagem de folículos capilares é uma alternativa que visa oferecer uma quantidade ilimitada de folículos para tratamento da calvície. No entanto, esse processo envolve desafios biológicos complexos, como a manipulação de células e a engenharia genética.

Outra estratégia promissora é a terapia gênica, que poderia atuar diretamente nos genes responsáveis pela predisposição à calvície. No entanto, essas tecnologias ainda enfrentam barreiras, principalmente no que concerne a custo. Atualmente, a clonagem de um único folículo capilar exige investimentos altos, mas, à medida que a tecnologia avança, espera-se que os custos diminuam significativamente em até 15 anos, tornando esses tratamentos mais acessíveis e revolucionando o tratamento da calvície.

1.3 Mercado de trabalho em tricologia[3]

A crescente demanda por serviços relacionados à terapia capilar em salões de beleza, clínicas de implantes capilares e centros estéticos não é um fenômeno recente. No entanto, essa tendência tem levado

3 Esta seção foi elaborada com base em informações extraídas de ABT (2021).

profissionais e empresas do setor a reconhecerem a importância de integrar o tratamento capilar aos procedimentos tradicionais de embelezamento.

Essa mudança é particularmente evidente em clientes que apresentam algum tipo de disfunção capilar. A capacitação de profissionais para identificar e tratar esses problemas, seja em um salão de beleza, seja em uma clínica especializada, representa uma oportunidade de relevo. Além de aumentar a satisfação e incentivar a fidelização dos clientes, pode resultar em incremento de receita e na conquista de novos públicos.

A excelência no atendimento em salões e clínicas estéticas, por mais renomados que sejam, está diretamente ligada à atenção dada aos problemas capilares. Ignorar as disfunções capilares que afetam tantos clientes de forma rotineira pode comprometer a qualidade dos serviços oferecidos. Assim, oferecer tratamentos eficazes para esses problemas é uma estratégia fundamental para o sucesso no mercado de beleza e bem-estar.

Conforme mencionamos, a demanda por serviços para amenizar ou solucionar disfunções capilares tem aumentado por diversos fatores, entre eles o estilo de vida contemporâneo, marcado por sedentarismo, má alimentação e altos níveis de estresse, que impactam não somente a saúde geral, mas também a saúde capilar. Problemas como depressão e ansiedade, comuns na atualidade, frequentemente refletem na condição dos cabelos e do couro cabeludo.

O uso excessivo de procedimentos e produtos químicos nos cabelos é outro fator que desencadeia disfunções capilares. Em muitos salões, a falta de conhecimento ou a negligência por parte dos profissionais expõe tanto os clientes quanto os próprios trabalhadores a riscos desnecessários.

A pandemia de covid-19, em 2020, também intensificou os problemas capilares, com aumento significativo do número de pessoas buscando ajuda para tratar condições como pontas duplas, quebra dos fios, falta de brilho, queda de cabelo, dermatites, caspa e oleosidade excessiva. Durante o período de quarentena, o setor de beleza foi um dos mais impactados, e a necessidade de inovação se tornou evidente. Com as pessoas trabalhando em casa e sem a possibilidade de participar de eventos sociais, a demanda por serviços de embelezamento caiu, ao passo que a procura por tratamentos capilares cresceu expressivamente.

Nesse novo cenário, salões e clínicas precisaram se reinventar, oferecendo soluções para a saúde capilar e conquistando clientes que buscavam não apenas beleza, mas também cuidados com a saúde dos cabelos e do couro cabeludo.

IMPORTANTE!

O profissional tricologista é especializado em identificar patologias capilares, interpretando suas características físicas e causas prováveis. É altamente capacitado para proceder a uma avaliação detalhada por meio da anamnese e de equipamentos avançados, como o tricoscópio – uma ferramenta digital que possibilita a análise do couro cabeludo e a interpretação das imagens geradas por esse dispositivo.

Além do diagnóstico, o terapeuta capilar é habilitado na aplicação de tratamentos específicos, utilizando cosméticos característicos para cada tipo de disfunção capilar e operando equipamentos especializados, como aparelhos de alta frequência (eletroterapia), vapor de ozônio, fototerapia e microagulhamento. Esses tratamentos devem ser realizados com o rigoroso cumprimento das normas de biossegurança e o uso correto dos equipamentos de proteção individual (EPIs), garantindo a segurança do profissional e do cliente durante todas as etapas.

A principal função do tricologista é o estudo e a avaliação dos ingredientes ativos presentes nos produtos cosméticos. Compreender os efeitos benéficos e os riscos potenciais desses agentes capacita o profissional para escolher os produtos mais adequados para cada cliente. O conhecimento em cosmetologia é, portanto, indispensável para que o tricologista recomende produtos de forma eficaz e oriente os clientes sobre o uso correto, maximizando os resultados dos tratamentos.

Ademais, cabe ao tricologista alertar os clientes sobre os perigos do uso inadequado de produtos, destacando riscos que podem comprometer tanto a eficácia do tratamento quanto a saúde geral do indivíduo. A conscientização sobre esses cuidados é mandatória na prática profissional, de modo que se prescrevam tratamentos mais seguros e se obtenham resultados duradouros.

1.4 Profissionais da área capilar[4]

A tricologia é uma área vasta e, muitas vezes, está envolvida em certa confusão envolvendo especialmente o médico tricologista e o tricologista não médico.

Um **médico tricologista**, inicialmente, passa pela formação em Medicina, que dura cerca de seis anos, e depois se especializa na área capilar. Contudo, não é necessário ser médico para se tornar tricologista. A tricologia também pode ser estudada por profissionais de saúde e bem-estar, como barbeiros, cabeleireiros, visagistas, esteticistas, químicos, biomédicos, biólogos, nutricionistas e farmacêuticos. Cada uma dessas categorias profissionais aplica a tricologia conforme sua especialidade. Por exemplo, um barbeiro tricologista pode orientar seus clientes sobre cuidados capilares ou com a barba e realizar tratamentos tópicos para melhorar a densidade e prevenir falhas.

O **tricologista não médico**, embora não possa prescrever medicamentos ou realizar procedimentos invasivos, é altamente capacitado no estudo e no tratamento do cabelo. Ele tem sólida formação em anatomia, fisiologia, química capilar, nutrição e patologia.

4 Esta seção foi elaborada com base em informações extraídas de Fustinoni (2022) e Vivier (2014).

Para aqueles que desejam ingressar na tricologia, é possível fazer uma graduação ou pós-graduação na área, com ênfase tanto em avaliação de disfunções capilares quanto em cosmetologia. Com essa formação, o tricologista é capaz de desenvolver protocolos de atendimento, avaliar o cliente e recomendar os cosméticos mais adequados.

A principal diferença entre o tricologista médico e o não médico é que o médico está legalmente autorizado a solicitar exames laboratoriais e prescrever medicamentos, funções proibidas para o tricologista sem formação em Medicina.

Independentemente da formação, é imprescindível que o profissional siga rigorosamente as normas de vigilância sanitária e as diretrizes de seu conselho de classe, quando aplicáveis, para garantir a ética e a segurança no atendimento.

Outro profissional da área é o **terapeuta capilar**, que é o técnico habilitado para aplicar os procedimentos indicados pelo tricologista. Tanto o tricologista médico quanto o não médico pode trabalhar em conjunto com terapeutas capilares para oferecer um tratamento mais completo. Ao tricologista compete fazer a avaliação inicial, que pode incluir a prescrição de medicamentos ou a solicitação de exames, quando autorizado, e encaminhar o cliente para o terapeuta capilar, que executará os tratamentos recomendados, como fototerapia e eletroterapia.

Embora não se exija do terapeuta capilar graduação ou pós-graduação, é necessária uma formação técnica que inclua o estudo das patologias capilares, técnicas de tratamento e cosméticos adequados. Esse profissional também pode proceder a uma avaliação inicial, embora o ideal seja que ele trabalhe em conjunto com o tricologista para garantir um tratamento mais eficaz.

Ademais, a tricologia interage com a dermatologia, que é a especialidade médica que abrange o estudo de pele, cabelo e unhas. O **dermatologista**, formado em Medicina com especialização em Dermatologia, está apto a diagnosticar e tratar uma ampla gama de condições capilares, muitas vezes relacionadas a doenças sistêmicas, como o lúpus. Ele também pode realizar biópsias do couro cabeludo para ajudar no diagnóstico de casos mais complexos de queda de cabelo e prescrever medicamentos. No entanto, como essa especialidade é muito ampla, nem todos os dermatologistas se dedicam à tricologia, que é um campo mais especializado.

Por fim, outro profissional que pode interagir com a tricologia é o **cabeleireiro**, especializado em estética capilar, como cortes, coloração e outros tratamentos estéticos. O tricologista tem atuação mais ampla, podendo fazer diagnóstico e tratamento de doenças do cabelo e do couro cabeludo. Muitos tricologistas começam suas carreiras como cabeleireiros e, ao se especializarem em tricologia, expandem suas habilidades, agregando valor a seus serviços e se destacando no mercado de trabalho.

1.5 Campos de atuação do tricologista[5]

Tricologistas frequentemente colaboram com dermatologistas em clínicas dermatológicas, auxiliando no diagnóstico e no tratamento de problemas como alopecia, dermatite seborreica e caspa. Também podem trabalhar em salões de beleza especializados em saúde capilar. Nesses espaços, realizam consultas e aplicam tratamentos para clientes que buscam melhorar tanto a estética quanto a saúde dos cabelos.

Centros de pesquisa e desenvolvimento são outro campo de atuação para tricologistas. Eles podem trabalhar em instituições acadêmicas ou empresas farmacêuticas, contribuindo para o desenvolvimento de novos tratamentos e soluções inovadoras para problemas capilares, além de aprimorar as técnicas já existentes.

Em ambientes hospitalares, o tricologista pode integrar equipes multidisciplinares, lidando com casos de saúde capilar que estejam

5 Esta seção foi elaborada com base em informações extraídas de Fustinoni (2022) e ABT (2021).

relacionados a condições sistêmicas mais graves, como doenças autoimunes.

Outra possibilidade é manter consultórios próprios. Muitos profissionais optam por oferecer atendimento direto aos pacientes com foco em diagnóstico, prevenção e tratamento de disfunções capilares.

Por fim, em *spas* e centros de bem-estar, o tricologista pode oferecer serviços de saúde capilar e bem-estar geral, incluindo massagens capilares e terapias relaxantes que visam proporcionar equilíbrio entre a estética e a saúde.

Logo, a atuação do tricologista é diversificada, abrangendo desde o atendimento clínico até a pesquisa e o bem-estar. Em qualquer desses cenários, ele trabalha para promover a saúde capilar, contribuindo diretamente para a melhoria da qualidade de vida de seus pacientes.

Para saber mais

O curta-metragem *Hair Love* é uma animação vencedora do Oscar de 2020 na categoria Melhor curta de animação. Essa obra celebra a beleza e a identidade capilar. No enredo, o espectador acompanha um pai que aprende a arrumar o cabelo da filha, destacando a importância da representatividade e do amor-próprio.

HAIR LOVE. Direção: Matthew A. Cherry. EUA: Sony Pictures Animation, 2019. 6 min.

Síntese

Neste capítulo, relatamos que há registros de cuidados com a saúde e a estética capilar que remontam a Antiguidade, embora a tricologia só tenha sido oficializada como ciência no início dos anos 1900. Desde então, tem-se registrado um expressivo crescimento e diversos avanços tecnológicos. Além disso, explicamos que o tricologista é um profissional especializado no estudo e no tratamento dos cabelos e do couro cabeludo, com atuação focada na saúde e na estética capilar. Ele pode trabalhar em clínicas dermatológicas no diagnóstico e no tratamento de condições capilares; em salões de beleza, oferecendo tratamentos personalizados; em centros de pesquisa e desenvolvimento, ajudando a criar soluções para problemas capilares; em hospitais e clínicas, integrando equipes multidisciplinares para tratar a saúde capilar; ou em consultórios próprios e *spas*, proporcionando cuidados e terapias para melhorar a saúde e o bem-estar geral dos pacientes.

Questões para revisão

1] Qual é a principal diferença entre o tricologista médico e o tricologista não médico?

a] Apenas o tricologista não médico pode solicitar exames laboratoriais.
b] O tricologista médico pode prescrever medicamentos e realizar procedimentos invasivos.
c] O tricologista não médico pode prescrever medicamentos tópicos.
d] Ambos podem realizar procedimentos invasivos e prescrever medicamentos.
e] O tricologista não médico pode diagnosticar doenças sistêmicas.

2] Em qual dos seguintes ambientes o tricologista está mais propenso a trabalhar em colaboração com outros profissionais da saúde?

a] Consultórios próprios.
b] Centros de pesquisa e desenvolvimento.
c] *Spas* e centros de bem-estar.
d] Salões de beleza especializados.
e] Hospitais e clínicas médicas.

3] Qual das opções a seguir descreve corretamente a função de um terapeuta capilar?

a] Solicitar exames laboratoriais para diagnosticar disfunções capilares.
b] Desenvolver novos cosméticos e tratamentos capilares.
c] Prescrever medicamentos para tratar doenças do couro cabeludo.
d] Executar protocolos de tratamento definidos por tricologistas.
e] Realizar procedimentos invasivos para corrigir patologias capilares.

4] Um tricologista pode fazer encaminhamento para outro profissional quando o paciente...

a] necessita de um diagnóstico sobre queda capilar.
b] precisa de prescrição de medicamentos tópicos.
c] apresenta queda capilar relacionada à deficiência nutricional.
d] busca orientação capilar.
e] deseja melhorar a densidade capilar por meio de terapias estéticas.

5] **Não** é uma responsabilidade ética ou legal do tricologista:

a] seguir as normas de biossegurança durante os tratamentos.
b] orientar o paciente sobre o uso adequado de cosméticos capilares.
c] realizar procedimentos invasivos sem supervisão médica.
d] conhecer as diretrizes do conselho de classe ao qual está vinculado, se houver.
e] colaborar com outros profissionais da saúde quando necessário.

Questões para reflexão

1] Como o conhecimento da tricologia pode impactar positivamente a atuação de profissionais de áreas como estética e cosmética no cuidado com a saúde capilar de seus clientes?

2] Considerando a importância da interdisciplinaridade, como a colaboração entre tricologistas e outros profissionais da saúde, entre eles nutricionistas e psicólogos, pode melhorar os resultados no tratamento de disfunções capilares?

3] Quais são os desafios éticos que um tricologista não médico pode enfrentar ao lidar com limitações legais relativas ao diagnóstico e à prescrição de medicamentos? Como ele pode lidar com essas questões sem comprometer a qualidade do atendimento ao paciente?

Capítulo

2

Estudo da pele e da estrutura capilar

Conteúdos do capítulo:

- Introdução ao estudo da pele.
- Folículo pilossebáceo.
- Bulbo capilar.
- Cutícula, medula e córtex.
- Estudo das etnias e estrutura capilar.

Após o estudo deste capítulo, você será capaz de:

1. identificar a estrutura dos folículos pilosos e a distribuição dos pelos no corpo humano;
2. reconhecer a importância dos pelos como órgãos sensoriais e de proteção;
3. descrever o desencolhimento dos diferentes tipos de pelos (lanugo, velos e terminais).

Neste capítulo, apresentamos a estrutura e as características dos folículos pilosos e dos diferentes tipos de pelos que compõem o corpo humano. Explicamos como os folículos funcionam, como eles se transformam ao longo da vida e como as variações hormonais podem influenciar diretamente o ciclo de crescimento dos fios. Além disso, esclarecemos a importância dos pelos não apenas na proteção, mas também na função de indicadores de saúde e desenvolvimento, além de explanarmos como os fatores genéticos e hormonais afetam sua aparência e densidade.

2.1 Estrutura da pele[1]

A pele, maior órgão do corpo humano, estabelece o contato direto entre o organismo e o ambiente externo, atuando na proteção e na comunicação sensorial. É composta de duas camadas principais: a **epiderme**, mais superficial, e a **derme**, que está conectada às camadas subcutâneas ou gordurosas. Com uma área que varia entre 1,5 e 2 m^2, a pele representa mais de 15% do peso corporal total.

Dentro dessas camadas, há diversas estruturas complexas, como vasos sanguíneos, glândulas, receptores sensoriais que captam dor, calor e pressão, além de nervos. A derme e a epiderme abrigam três anexos: os cabelos, as glândulas sudoríparas e as glândulas sebáceas, cada um desempenhando funções vitais para a manutenção da saúde e do equilíbrio do corpo.

1 Esta seção foi elaborada com base em informações extraídas de Vivier (2014).

Figura 2.1
Estrutura da pele humana

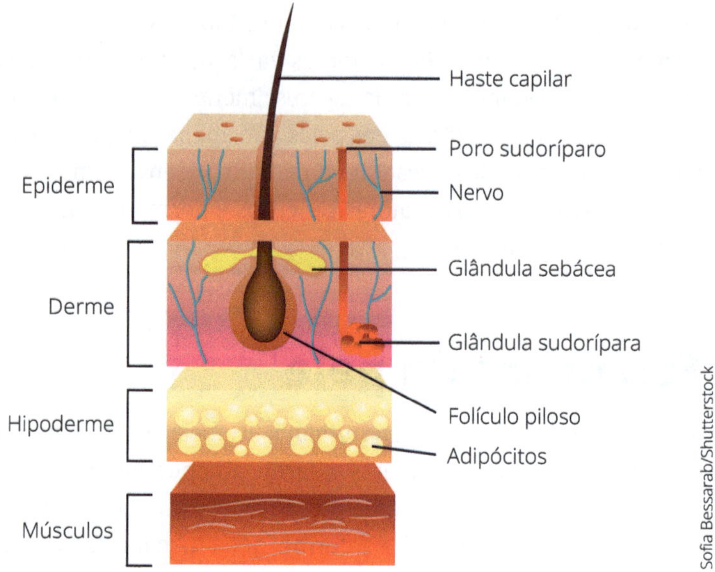

2.1.1 Epiderme[2]

A epiderme, camada mais externa da pele, geralmente é composta de quatro subcamadas de células, cuja configuração varia de acordo com a região do corpo, adaptando-se às funções específicas. O prefixo *epi*, que significa "em cima de", indica que essa camada está localizada acima da derme.

Nas palmas das mãos e nas plantas dos pés, uma camada adicional, chamada *estrato lúcido*, oferece maior proteção a essas áreas. Pessoas que andam descalças com frequência tendem a desenvolver um **estrato lúcido** mais espesso, conferindo maior resistência à pele nessa área do corpo. Já o **estrato germinativo**, localizado na base da

2 Esta subseção foi elaborada com base em informações extraídas de Vivier (2014).

epiderme, é responsável pela produção de novas células que migram para a superfície, formando a epiderme. Essa camada age como uma fábrica celular contínua.

À medida que as células ascendem do estrato germinativo ao **estrato córneo**, a camada mais espessa e externa da epiderme, passam por um processo de queratinização. A queratina é uma proteína que confere resistência à pele. Esse ciclo de renovação celular, que dura aproximadamente 28 dias, tende a desacelerar com o envelhecimento, contribuindo para a perda de brilho da pele em idosos. Aproximadamente 20% das proteínas ingeridas são direcionadas à renovação da pele.

A epiderme contém células mortas sem núcleo ou organelas, o que explica a aparência "morta" da pele superficial e do cabelo. Em doenças como psoríase e dermatite seborreica, o ciclo de renovação celular acelera, resultando em descamação, coceira e inflamação.

As células da epiderme passam por um processo de diferenciação à medida que migram para a superfície, alterando sua forma. No estrato lúcido, essas células começam a se achatar e se conectar por desmossomos, estruturas que mantêm a coesão celular. A matriz extracelular formada por queratina e lipídios nessa camada garante a elasticidade e a resistência da pele.

Em indivíduos com dermatite atópica, a deficiência na produção de lipídios e de substâncias ligantes entre as células causa ressecamento e sensibilidade no couro cabeludo. O **estrato granuloso**, uma camada intermediária, mantém as células ainda com núcleo antes de sua degeneração no estrato córneo, a camada mais externa, composta de células mortas achatadas. Esse processo de descamação é frequentemente observado sob o tricoscópio, especialmente em condições de irritação ou agressão à pele, como o uso de produtos químicos, calor excessivo e banhos muito quentes.

Por fim, o estrato córneo atua como uma barreira protetora contra o ambiente externo. A queratina presente nessa camada confere firmeza à pele, ao cabelo e às unhas. As casquinhas que se desprendem do couro cabeludo são, na verdade, células mortas do estrato córneo, eliminadas constantemente e substituídas pelas novas células produzidas no estrato germinativo.

2.1.2 Derme

A **camada papilar** da derme está localizada logo abaixo da epiderme e é composta de fibras de colágeno, reticulina e elastina.

O colágeno, frequentemente mencionado pelos benefícios à pele e por sua resistência ao envelhecimento, está presente em abundância nessa camada dérmica. A camada papilar é formada por tecido conjuntivo que contém essas proteínas; nela, ainda, estão os fibroblastos, que produzem os precursores das fibras de colágeno, elastina e reticulina. Na pele jovem, há uma grande quantidade de colágeno, cuja produção diminui com o tempo, contribuindo para o envelhecimento natural da pele. Fatores como exposição excessiva ao Sol, particularmente no couro cabeludo de pessoas calvas, podem acelerar esse processo, danificando as fibras colágenas e acelerando o envelhecimento local.

Além disso, a camada papilar é rica em capilares sanguíneos e terminações nervosas sensoriais. Os anexos cutâneos, como os folículos capilares, que penetram profundamente na derme, atravessam a camada reticular (que está abaixo da papilar) e são envoltos pela camada papilar ao longo de seu comprimento. Por exemplo, a camada papilar forma uma bainha de tecido conjuntivo ao redor dos folículos capilares, proporcionando suporte estrutural e nutrindo essa região vital da pele.

2.2

Principais funções da pele[3]

A pele humana exerce diferentes funções no funcionamento e no equilíbrio do organismo. Aseguir, listamos as principais delas.

Proteção

As células da pele possuem receptores que detectam potenciais ameaças, como fungos, bactérias e vírus. Em uma pele saudável, esses receptores identificam corretamente os invasores e distinguem substâncias inofensivas ou pertencentes ao próprio corpo. Em casos de dermatite alérgica, no entanto, a pele e o couro cabeludo interpretam incorretamente o contato com substâncias inofensivas, desencadeando uma reação alérgica. Essas células fazem parte do sistema imunológico inato e trabalham em conjunto com o sistema imunológico adaptativo para proteger o corpo contra doenças.

Além disso, a pele regula a perda de fluidos e age como uma barreira seletiva contra impactos mecânicos e substâncias químicas. A gordura subcutânea oferece proteção adicional, funcionando como um isolante térmico eficaz e protegendo contra choques mecânicos.

Regulação da temperatura corporal

A pele regula a temperatura corporal através das glândulas sudoríparas, que produzem suor como um mecanismo de resfriamento. Em ambientes quentes, o suor evapora na superfície da pele, ajudando a reduzir a temperatura do corpo. Em ambientes frios, os músculos eretores dos pelos se contraem, criando uma camada de ar que ajuda a manter o calor corporal.

3 Esta seção foi elaborada com base em informações extraídas de Almeida (2020), Weller, Hunter e Mann (2008) e Baroni et al. (2012).

Tato

A pele é fundamental na percepção dos estímulos externos, pois contém numerosas terminações nervosas que detectam pressão, toque, calor, frio e traumas. O couro cabeludo, em particular, tem alta densidade de terminações nervosas e uma rica vascularização, o que explica o sangramento intenso em cortes nessa região.

Produção de vitamina D

A pele sintetiza vitamina D3 quando exposta aos raios ultravioletas B (UVB), que reagem com o 7-deidrocolesterol. A vitamina D é determinante para o crescimento capilar e a redução de doenças autoimunes. No entanto, filtros solares com fator de proteção solar (FPS) 30 ou mais bloqueiam cerca de 95-98% dos raios UVB, diminuindo a produção de vitamina D.

Há um debate contínuo entre profissionais de saúde sobre a compensação de exposição solar e suplementação oral de vitamina D, e recomenda-se o acompanhamento médico para determinar as melhores práticas para cada paciente.

Controle da microbiota

A pele e o couro cabeludo são naturalmente colonizados por uma microbiota de microrganismos benéficos e patogênicos. O equilíbrio dessa microbiota é fundamental para a saúde da pele. Infecções cutâneas e do couro cabeludo surgem, muitas vezes, de microrganismos que habitam normalmente a pele, mas que proliferam quando o sistema imunológico está enfraquecido ou há lesões na pele.

O pH da pele (em torno de 5,5) ajuda a manter sob controle a população de microrganismos patogênicos. Distúrbios que alteram esse pH podem resultar no crescimento de fungos e bactérias prejudiciais. É importante manter esse equilíbrio, pois eliminar completamente os microrganismos da pele ou do couro cabeludo pode perturbar a microbiota saudável.

2.3
Anexos da pele[4]

Cabelo, unhas, glândulas sudoríparas e glândulas sebáceas são anexos ou apêndices da pele. O corpo humano contém aproximadamente 5 milhões de folículos, com cerca de 120 mil localizados no couro cabeludo. Embora o ser humano pareça ser uma das espécies menos peludas, a maior parte de sua superfície corporal é coberta por pelos, ainda que muitos sejam microscópicos. Esses folículos se formam antes do nascimento e continuam seu desenvolvimento ao longo da vida, com cada **folículo capilar** passando por um ciclo contínuo e independente de crescimento e degeneração.

FIQUE ATENTO!

Os folículos capilares estão distribuídos de maneira uniforme por quase todo o corpo, exceto nas palmas das mãos e nas solas dos pés. Cada fio de cabelo cresce em um ângulo específico em relação à pele, dependendo da localização no corpo. No couro cabeludo, por exemplo, os ângulos de crescimento variam de uma região para outra, e é importante respeitar essas angulações em procedimentos como o transplante capilar, para evitar um resultado artificial.

O **bulbo capilar** é uma estrutura que se projeta sobre a **papila dérmica**, que conecta o cabelo e o folículo piloso aos sistemas do corpo. A papila fornece nutrientes ao cabelo em crescimento, utilizando o oxigênio e os nutrientes transportados pelo sangue.

A estrutura do cabelo é composta de três camadas principais: a **medula**, que é o núcleo (presente apenas em alguns fios mais grossos); o **córtex**, que constitui a maior parte da estrutura do fio; e a **cutícula**,

4 Esta seção foi elaborada com base em informações extraídas de Lacarrubba, Micali e Tosti (2015).

a camada externa protetora. Alguns fios muito finos não possuem medula, ou seja, apresentam somente córtex e cutícula.

A seguir, pormenorizamos cada uma dessas estruturas que compõem o fio de cabelo e explicamos brevemente como o sebo, produzido pelas glândulas sebáceas, pode prejudicar o couro cabeludo. Entretanto, dado o escopo desta obra, não detalharemos as glândulas sudoríparas e as unhas.

2.4 Folículo pilossebáceo[5]

A epiderme é avascular, ou seja, não possui vasos sanguíneos e contém diversas estruturas anexas. Entre esses anexos, encontra-se o folículo pilossebáceo, que atua na produção de pelos, cabelos e sebo. A base do folículo localiza-se entre a derme reticular e a camada subcutânea.

A formação do folículo pilossebáceo começa por volta do segundo ou terceiro mês de vida gestacional. Durante esse processo, células epidérmicas se deslocam de forma inclinada em direção à derme, criando uma invaginação, onde essas estruturas penetram a derme em busca de oxigênio e nutrientes. Esse deslocamento culmina no encontro com células mesenquimais, que originam a papila dérmica e, posteriormente, o folículo piloso.

O folículo é dividido em dois segmentos: o superior e o inferior. O **segmento superior** é a parte permanente do folículo e se divide em duas porções: a **camada infundibular**, que vai do óstio (abertura do folículo) até a glândula sebácea; e o **istmo**, que se estende até o músculo eretor do pelo, sendo constantemente lubrificado pela secreção sebácea. O **segmento inferior** também tem duas divisões: o **talo**, que começa no músculo eretor do pelo e se estende até a franja de Adamson; e o **bulbo**, que se estende da franja de Adamson até a base

5 Esta seção foi elaborada com base em informações extraídas de Lacarrubba, Micali e Tosti (2015).

do folículo. No decorrer da vida do cabelo, o segmento inferior sofre ciclos de involução e regeneração, enquanto as porções infundibular e ístmica são permanentes.

O bulbo, parte mais dilatada do folículo, contém a **matriz capilar**, onde estão localizados os queratinócitos e melanócitos, com a papila dérmica situada no centro. A papila é altamente vascularizada e inervada, composta de células mesenquimais e fibroblastos especializados. Sua função é regular o ciclo de vida do cabelo, estimular o crescimento capilar e ativar os queratinócitos e melanócitos da matriz, determinando a estrutura do fio de cabelo. Mesmo estando na região transitória do folículo, a papila é uma estrutura permanente. Durante a fase anágena (fase de crescimento), a papila está plenamente desenvolvida, mas na fase telógena (fase de repouso), ela se atrofia. A linha crítica de Auber, localizada na papila, marca o ponto onde as células da matriz começam o processo de queratinização.

Existem três estruturas fundamentais dentro do folículo capilar:

1. **Bulbo**: localizado no istmo, próximo à base do músculo eretor do pelo, é uma região rica em células-tronco epiteliais e precursoras de melanócitos. Essa área atua como uma matriz germinativa dos fios, liberando novas células sempre que um fio está prestes a se desprender, graças a sinais enviados pela papila dérmica.
2. **Bainha radicular interna**: é composta de três camadas – a cutícula da bainha, a camada de Huxley e a camada de Henle. Essas camadas funcionam como guias que ajudam o fio de cabelo a se mover dentro do folículo à medida que cresce. Ao atingir a altura do istmo, a bainha radicular interna, que também é queratinizada, se desintegra e descama. Esses resíduos podem formar o chamado *cilindro capilar*, que envolve a parte proximal dos fios.
3. **Bainha radicular externa**: queratinizada apenas nas zonas superficiais do istmo, é formada por poucas camadas de células não queratinizadas abaixo dessa linha. Suas duas funções

principais são fornecer energia ao folículo, por seu alto teor de glicogênio, e definir a curvatura dos cabelos. Quando essa bainha tem a forma de um tubo reto, o cabelo é cilíndrico e liso; quando há irregularidades em uma das paredes, o folículo se curva, resultando em cabelos crespos. Se a bainha tiver uma forma espiralada, o cabelo será encaracolado.

Os folículos são envolvidos por uma rede vascular complexa, que garante o fornecimento adequado de nutrientes, e por terminações nervosas que respondem a mediadores químicos, influenciando o ciclo de vida do cabelo.

Figura 2.2
Estrutura do folículo pilossebáceo

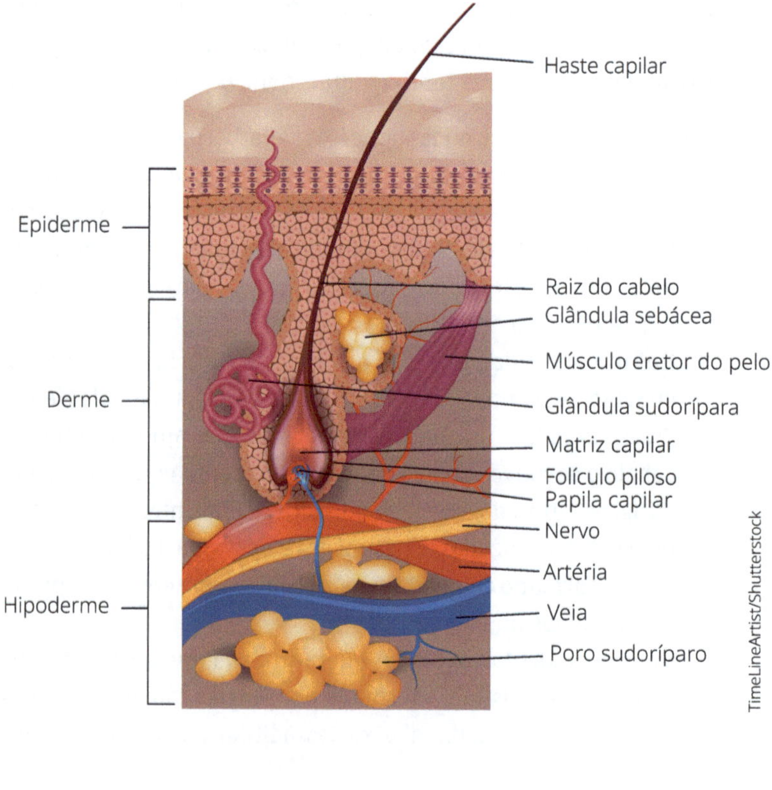

TimeLineArtist/Shutterstock

2.5
Folículo piloso[6]

Os folículos pilosos geralmente se desenvolvem em grupos, formando **unidades foliculares** (UF). Cada unidade é composta de folículos implantados muito próximos uns dos outros, e de cada folículo emerge um único fio de cabelo. Quando há apenas um folículo isolado, essa unidade é chamada de *unidade folicular de um fio*. Da mesma forma, dois folículos próximos constituem uma unidade folicular de dois fios, e assim por diante.

Em um couro cabeludo saudável, é comum encontrar unidades foliculares com dois a três fios de cabelo. Indivíduos com alta densidade capilar podem apresentar UFs com quatro ou mais fios, e pessoas que sofrem de algum tipo de alopecia tendem a ter UFs com apenas um fio.

Figura 2.3
Tipos de unidades foliculares

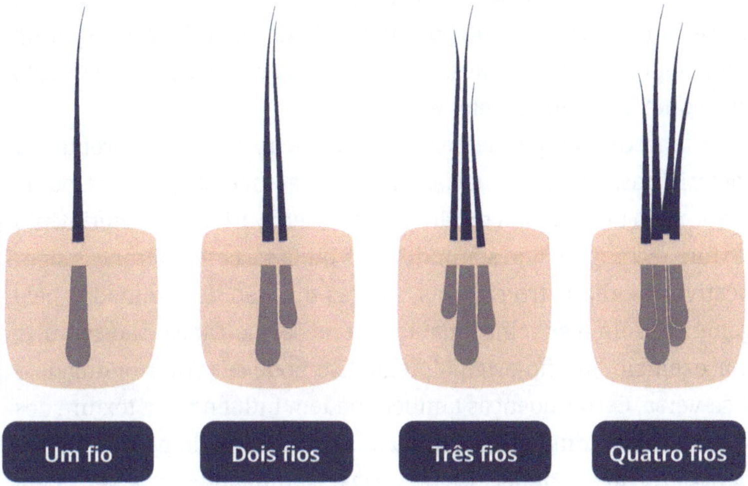

art4stock/Shutterstock

6 Esta seção foi elaborada com base em informações extraídas de Lacarrubba, Micali e Tosti (2015).

2.6

Bulbo capilar[7]

É mandatório distinguir folículo de fio de cabelo. O folículo capilar tem a capacidade de gerar de um a cinco fios de cabelo, variando conforme a região do couro cabeludo. Na área frontal, é comum encontrar folículos que produzem um ou dois fios, ao passo que, na região occipital (nuca), os folículos frequentemente geram de dois a três fios. Frisamos que o número total de folículos capilares permanece o mesmo, independentemente do sexo ou do fototipo da pele. A regeneração de um folículo capilar só é possível se a papila dérmica não estiver danificada.

O bulbo capilar, localizado na base do folículo, é o centro de germinação das células capilares, onde ocorre a divisão celular (mitose). O bulbo é dividido em duas regiões: a **matriz germinativa** na parte inferior, onde as células estão em constante divisão mitótica durante a fase anágena (fase de crescimento do cabelo).

No início, as células têm formato vertical e alongado; à medida que alcançam o topo do bulbo, aumentam de tamanho e incorporam o pigmento dos melanócitos, os quais produzem melanina, pigmento que confere cor aos cabelos e à pele.

A fibra capilar gerada pelo bulbo pode apresentar diferentes características, como ser macia, longa, curta, espessa, pigmentada ou branca. Em uma mesma região, os fios podem variar em comprimento, textura e cor, podendo ser ondulados ou lisos, com diferenças significativas de diâmetro e forma, fatores que são determinados pela genética. Com o envelhecimento, alterações no cabelo são comuns; por exemplo, um fio originalmente liso pode se tornar ondulado e vice-versa. Certas doenças também podem influenciar a textura dos fios, às vezes como um sinal inicial. A mudança de padrão de liso para ondulado é conhecida como *kinking*. Indivíduos que percebem

7 Esta seção foi elaborada com base em informações extraídas de Lacarrubba, Micali e Tosti (2015).

um aumento na ondulação dos fios podem estar mais propensos à alopecia androgenética no futuro.

2.7 Cutícula, córtex e medula[8]

Os cabelos são compostos de três camadas principais: a **cutícula**, na parte externa; o **córtex**, que forma a maior parte do fio; e a **medula**, localizada no centro. No entanto, a medula pode estar ausente em fios mais finos, como mencionado anteriormente. A parte do cabelo que se projeta acima da pele é a haste capilar.

Figura 2.4
Estrutura capilar

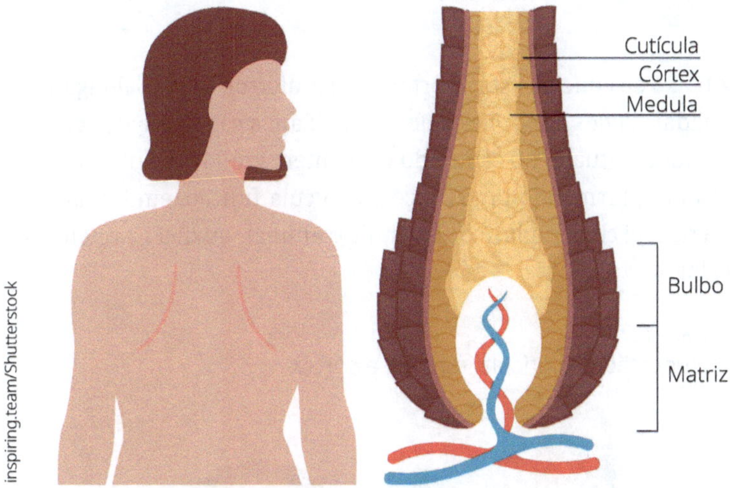

A cutícula tem uma única camada de seis a oito escamas sobrepostas. Embora seja uma camada fina de células, essas escamas se sobrepõem, conferindo aparência de uma estrutura multicamadas. Conhecer a anatomia da cutícula é fundamental para compreender

8 Esta seção foi elaborada com base em informações extraídas de Fustinoni (2022) e Lacarrubba, Micali e Tosti (2015).

como os processos químicos afetam o cabelo. As escamas da cutícula são transparentes e desprovidas de pigmento, servindo como uma barreira protetora para o fio. A espessura da cutícula varia de acordo com a etnia: é mais espessa em pessoas de ascendência asiática, intermediária em caucasianos e mais fina em cabelos de pessoas de origem africana, o que torna estes últimos mais suscetíveis à quebra. Além disso, a cutícula é revestida por uma película lipídica que contém ácido 18-metil-eicosanoico (18-MEA), que confere hidrofobicidade ao cabelo.

Fique atento!

Hidrofobicidade é a aversão à água, o que ajuda a manter o equilíbrio de umidade nos fios.

Abaixo da cutícula está o córtex, constituído de células alongadas chamadas *células fusiformes*, que influenciam a espessura do cabelo. Já a medula, situada no centro do fio, contém grandes células pouco conectadas, formando um espaço vazio cuja função, em humanos, ainda não foi clarificada, mas em muitos animais auxilia na retenção de calor.

Figura 2.5
Representação de cutícula, medula e córtex

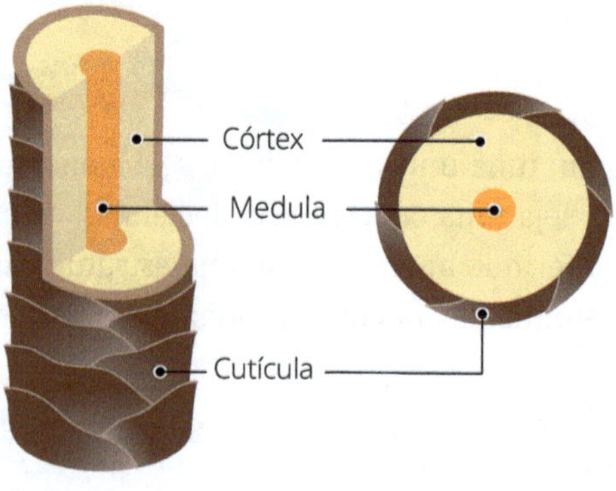

yomogi/Shutterstock

A medula pode ser contínua, fragmentada ou inexistente, dependendo do fio. A cutícula, por sua vez, pode ser subdividida nas seguintes partes:

- **Epicutícula**: uma fina membrana proteica coberta por uma camada lipídica, que contém o 18-MEA. Essa camada proporciona alta hidrofobicidade à fibra capilar virgem, além de equilíbrio eletrostático e controle do *frizz*. No entanto, procedimentos químicos alcalinos como descolorações e alisamentos, ou a exposição à radiação solar, podem remover o 18-MEA dos fios.
- **Camada A e exocutícula**: constituídas principalmente por aminoácidos e cistina, são ricas em enxofre. Essas camadas são mais rígidas e atuam na proteção do córtex.
- **Endocutícula**: menos rica em enxofre e mais porosa, permite maior permeabilidade à água.

A cutícula tem uma superfície homogênea e, em razão da rigidez da camada A e da exocutícula, a difusão de moléculas dentro da fibra capilar ocorre principalmente no espaço intercelular, entre as placas cuticulares, mediada pelo cimento intercelular da cutícula.

O córtex, que constitui a maior parte do cabelo, resulta de uma organização complexa de aminoácidos. Estes formam a queratina, principal unidade proteica do cabelo, que pode se apresentar em duas formas: **α-hélice** ou **folhas β**.

O cabelo é uma fibra capilar, pois seus aminoácidos se organizam em uma estrutura de α-hélice, que é a principal conformação da α-queratina no cabelo.

A estrutura do córtex apresenta vários níveis de organização:

- **Dímeros**: duas moléculas de α-queratina formam um dímero.
- **Protofilamentos**: dois dímeros se unem para formar um protofilamento.
- **Protofibrilas**: união de protofilamentos que formam protofibrilas.

- **Microfibrilas ou filamentos intermediários (FIs)**: resultam da junção de protofibrilas, sendo envolvidas por uma matriz proteica amorfa.
- **Macrofibrilas**: formadas pela organização das microfibrilas e da matriz circundante, compõem as células corticais.

O córtex é que confere as principais características do cabelo, como forma, cor e resistência. A fibra capilar, por ser rica em queratina e altamente estruturada, pode ser modificada física e quimicamente, seja em comprimento, seja em cor ou formato.

2.8 Estudo das etnias e estrutura capilar[9]

Existem três perfis étnicos principais que influenciam diretamente as características capilares: asiático, europeu e africano. Cada um guarda particularidades quanto a cor, textura, estrutura e ângulo de implantação dos fios no couro cabeludo, aspectos que impactam o padrão de crescimento e resultam em variações na velocidade e forma dos fios entre pessoas de diferentes origens.

O cabelo **asiático** é predominantemente liso, com coloração castanho-escuro ou negra, e cresce quase perpendicularmente ao couro cabeludo. Seus fios são arredondados e uniformes, com uma taxa de crescimento mais acelerada, porém com uma densidade relativamente mais baixa em comparação com outras etnias.

O cabelo **europeu**, por sua vez, apresenta maior diversidade de texturas, variando entre liso, ondulado e encaracolado, com cores que vão do loiro ao castanho-escuro. Os fios crescem em um ângulo diagonal e têm formato oval, o que contribui para uma densidade capilar mais elevada, apesar de os fios serem geralmente mais finos.

9 Esta seção foi elaborada com base em informações extraídas de Miteva e Tosti (2012).

Já o cabelo **africano** é caracterizado por cachos apertados e dobras, com desenvolvimento quase paralelo ao couro cabeludo. Sua estrutura espiralada lentifica o crescimento, e os fios, de formato achatado, conferem uma densidade capilar maior em comparação ao cabelo asiático.

Essas diferenças anatômicas entre os cabelos de diferentes grupos étnicos são cruciais para entender as variações no crescimento capilar e têm grande influência nas práticas de cuidado e estética, que precisam ser adaptadas às especificidades de cada perfil.

2.8.1 Tipos de fios e cabelos[10]

Como explicitado anteriormente, cabelos e pelos têm origem nos folículos pilosos, que estão distribuídos por quase toda a superfície corporal, exceto nas regiões de pele glabra, como palmas das mãos e plantas dos pés. Em média, um ser humano tem entre 100 e 150 mil folículos, distribuídos de modo irregular pelo corpo, responsáveis pela produção de diferentes tipos de fios.

- **Folículos de pelos terminais**: produzem cabelos e barbas e estão associados a glândulas sebáceas de tamanho médio a grande.
- **Folículos de velos**: presentes em quase todo o corpo (exceto nas áreas de pele glabra), produzem pelos finos e pequenos, geralmente acompanhados de glândulas sebáceas menores.
- **Folículos sebáceos**: produzem pelos minúsculos que não chegam à superfície da pele, mas estão associados a glândulas sebáceas multiglobulares.

A densidade dos folículos varia ao longo da vida, mas o número total é determinado no nascimento. Conforme a cabeça cresce, a

10 Esta subseção foi elaborada com base em informações extraídas de Miteva e Tosti (2012) e ABT (2021).

densidade dos folículos diminui, mas o número permanece o mesmo. Bebês têm, em média, 1.100 folículos/m² no couro cabeludo, ao passo que adultos têm entre 250 e 500 folículos/m² entre os 30 e 50 anos, com variações individuais. Cada folículo passa por cerca de 20 ciclos completos ao longo da vida, regenerando-se continuamente.

Os pelos têm funções sensoriais e de proteção, como as sobrancelhas e os cílios, que protegem os olhos. Em certas áreas, como genitália e axilas, também auxiliam na comunicação química ao dispersar secreções das glândulas apócrinas.

Os pelos humanos podem ser classificados em três tipos, que variam conforme o desenvolvimento e os sinais hormonais recebidos:

1. **Pelos fetais ou lanugo**: macios e finos, surgem a partir do terceiro mês de gestação e desaparecem cerca de quatro semanas antes do nascimento.
2. **Pelos velos**: curtos, finos e pouco ou nada pigmentados, cobrem grande parte do corpo.
3. **Pelos terminais**: maiores e mais espessos, variam em comprimento e diâmetro conforme a região do corpo. São associados às glândulas sebáceas e incluem os fios de cabelo, que representam cerca de 85% dos pelos terminais no couro cabeludo. Estes são grossos, pigmentados e frequentemente têm músculo eretor e medula, com espessura variável de acordo com a etnia e cor natural do cabelo.

Mesmo em áreas aparentemente sem pelos, uma observação microscópica revela a presença de pequenos filamentos, que podem ser classificados em lanugo, velos ou terminais. O **lanugo**, presente no feto, não tem medula e carece de melanina, sendo praticamente invisível. O **pelo velo** também é fino e curto, mas pode se transformar em pelo terminal em condições hormonais específicas, como na síndrome dos ovários policísticos. No entanto, esses fios raramente ultrapassam 1 a 2 cm de comprimento e apresentam baixa densidade folicular, o que os torna inadequados para transplantes capilares.

Os **pelos terminais** são visíveis a olho nu e encontrados em diversas áreas do corpo, como couro cabeludo, sobrancelhas, cílios, pelos pubianos e axilares e barba. Durante a puberdade, os pelos velos dessas regiões transformam-se em terminais, sob a influência de hormônios sexuais, especialmente os andrógenos. O aparecimento precoce desses pelos em crianças deve ser investigado por endocrinologistas pediátricos, utilizando-se a escala de Tanner para avaliar o desenvolvimento sexual.

A barba, por exemplo, normalmente se desenvolve por volta dos 18 anos, mas pode surgir mais tarde, até os 30 anos, dependendo dos níveis de testosterona. No couro cabeludo, os hormônios androgênicos, especialmente a di-hidrotestosterona (DHT), levam à miniaturização progressiva dos folículos, convertendo cabelos terminais em velos.

Com o envelhecimento, ocorre uma diminuição geral dos folículos capilares, resultando em fios mais finos e frágeis, independentemente da calvície. Intervenções terapêuticas precoces têm se mostrado eficazes na preservação dos folículos capilares, ajudando a manter a saúde dos cabelos ao longo do tempo. Isso evidencia a importância de abordagens preventivas e tratamentos precoces no manejo da calvície, com o objetivo de preservar a saúde capilar e a integridade dos folículos ao longo da vida.

Para saber mais

No livro *Tricologia: tratado das doenças dos cabelos e do couro cabeludo*, a tricologia é apresentada ao leitor de forma abrangente, mediante a abordagem de temas de anatomia, fisiologia, diagnóstico e tratamento de diversas condições capilares. Essa é uma leitura essencial para profissionais que buscam aprofundar seus conhecimentos na área.

PEREIRA J. M. et al. **Tricologia**: tratado das doenças dos cabelos e do couro cabeludo. Rio de Janeiro: DiLivros, 2016.

Síntese

Neste capítulo, versamos sobre a origem, os tipos e as características dos folículos pilosos e dos pelos presentes no corpo humano. Tratamos da distribuição dos folículos por quase toda a pele, com exceção das áreas de pele glabra, e descrevemos como esses folículos produzem os três tipos principais de pelos: fetais (lanugo), velos e terminais. Ainda, comentamos a relação entre os folículos e as glândulas sebáceas, bem como as variações na densidade folicular ao longo da vida, enfatizando que o número de folículos é estabelecido ao nascimento.

Também explicamos a transformação de pelos velos em terminais durante a puberdade, impulsionada por hormônios sexuais, especialmente andrógenos, assim como a influência dos hormônios androgênicos no processo de miniaturização dos folículos capilares, levando à calvície.

Ademais, discutimos a importância dos pelos como órgãos sensoriais e de proteção, além de destacar as variações na espessura e na estrutura dos fios entre diferentes etnias e no decorrer da vida, com foco na preservação dos folículos capilares e nas intervenções terapêuticas precoces como estratégia para manter a saúde capilar.

Questões para revisão

1] A produção de cabelos e barbas está relacionada aos folículos...

a] sebáceos.
b] de velos.
c] de pelos terminais.
d] glandulares.
e] dérmicos.

2] Caracteristicamente, os pelos lanugo...

a] são pigmentados e grossos.
b] são encontrados em toda a superfície do corpo.

c] desaparecem algumas semanas antes do nascimento.
d] crescem nas axilas e na região púbica.
e] são fios terminais finos e longos.

3] O processo de miniaturização dos fios é caracterizado por:

a] aumento do diâmetro dos folículos capilares.
b] crescimento acelerado dos fios terminais.
c] transformação de fios terminais em velos.
d] redução da densidade de folículos sebáceos.
e] crescimento rápido e anômalo de pelos velos.

4] Qual é o papel dos hormônios androgênicos no desenvolvimento dos pelos terminais durante a puberdade?

a] Inibir o crescimento dos pelos nas áreas axilar e púbica.
b] Estimular a transformação dos pelos velos em terminais.
c] Causar a queda de todos os fios terminais no couro cabeludo.
d] Reduzir a densidade capilar em todas as regiões do corpo.
e] Aumentar o número total de folículos pilosos ao longo da vida.

5] Qual dos seguintes fatores contribui para a miniaturização dos fios em pessoas com alopecia androgenética?

a] Baixa produção de hormônios femininos.
b] Redução nos níveis de DHT.
c] Alta exposição à radiação UV.
d] Influência da DHT nos folículos capilares.
e] Aumento da produção de glândulas sebáceas.

Questões para reflexão

1] Como o processo de miniaturização dos fios influencia a progressão da calvície? Quais estratégias terapêuticas podem ser adotadas para prevenir ou retardar esse processo?

2] Como as diferenças anatômicas entre os tipos de folículos pilosos e de pelos (lanugo, velos e terminais) influenciam as características capilares de indivíduos ao longo da vida?

3] Quais são os impactos dos hormônios androgênicos no desenvolvimento capilar durante a puberdade e como essas mudanças podem sinalizar questões hormonais subjacentes, como a alopecia androgenética?

Capítulo

3

Couro cabeludo e saúde capilar

Conteúdos do capítulo:

- Embriologia capilar.
- Crescimento capilar.
- Constituição química do cabelo.
- Glândulas sebáceas.
- Sistemas vascular e nervoso.

Após o estudo deste capítulo, você será capaz de:

1. explicar as alterações na vascularização dos folículos durante as fases anágena, catágena e telógena;
2. indicar a função das glândulas sebáceas na homeostase do couro cabeludo;
3. analisar a influência da presença de terminações nervosas ao redor dos folículos pilosos e como essa conexão nervosa afeta o crescimento e a percepção sensorial do couro cabeludo.

Neste capítulo, aprofundamos o estudo da vascularização e da inervação do couro cabeludo e sua importância para a saúde capilar. Esclarecemos como o fluxo sanguíneo e o sistema nervoso interagem para nutrir os folículos pilosos, regulando as fases de crescimento e a queda de cabelo. Além disso, especificamos como fatores externos, a exemplo do estresse e de hábitos de vida, podem influenciar esses processos e afetar diretamente o estado dos fios e do couro cabeludo.

3.1 Embriologia capilar[1]

O desenvolvimento embrionário do folículo capilar ocorre em quatro fases, as quais culminam na formação do botão capilar, do bulbo capilar, do cone capilar e, finalmente, no cabelo com a glândula sebácea associada. Esse processo inicia-se na nona semana de vida intrauterina e segue uma progressão cefalocaudal. A partir da 21ª semana de vida fetal, por meio da microscopia eletrônica de varredura, é possível observar pelo menos um componente folicular em todas as áreas do corpo, visível na superfície epidérmica.

As extremidades inferiores e as nádegas exibem canais capilares intraepidérmicos que se formam nos tratos capilares, onde é possível identificar a queratinização ou o desenvolvimento do cone capilar. Seguindo o padrão cefalocaudal, os canais capilares mostram um desenvolvimento mais acentuado no tronco e nas extremidades superiores a partir da 21ª semana. Nessas áreas, alguns pelos podem ser encontrados contidos nas membranas celulares ou parcialmente projetados pela epiderme. Em contraste, o rosto e o couro cabeludo, nessa mesma fase, já apresentam fios longos visíveis na superfície epitelial.

Segundo a escala de Hamilton-Norwood, a região lateral do couro cabeludo permanece intacta na calvície, característica que pode ser

1 Esta seção foi elaborada com base em informações extraídas de Fustinoni (2022) e Ribeiro, Antunes Junior e Souza (2021).

explicada pela embriologia. A região do ápice da cabeça – incluindo ossos, pele e músculos – origina-se da crista neural e contém receptores para a di-hidrotestosterona (DHT), cuja ação promove o afinamento dos folículos capilares.

Em contrapartida, a região não afetada pela calvície é derivada do mesoderma, que não responde à DHT, o que evidencia como o desenvolvimento embrionário influencia na suscetibilidade dos folículos à DHT e explica os padrões de calvície observados na escala de Hamilton-Norwood. Na prática clínica, observa-se que as mulheres, em geral, apresentam uma origem embrionária da crista neural que confere sensibilidade à DHT em todo o couro cabeludo. Casos raros em homens apresentam esse padrão de afinamento capilar difuso, mas, em comparação com as mulheres, os homens normalmente apresentam um afinamento menos expressivo.

3.2 Crescimento capilar[2]

Para entender as patologias capilares, é necessário conhecer o ciclo capilar normal, que varia conforme a região do corpo. Por exemplo, o ciclo na barba é mais curto do que o do couro cabeludo, e a sobrancelha apresenta uma duração ainda menor. O ciclo capilar humano típico inclui três fases: a de crescimento (anágena), a de transição (catágena) e a de repouso (telógena), as quais se repetem de forma contínua.

No couro cabeludo saudável, aproximadamente 120 mil folículos capilares coexistem, com cerca de 85-90% na fase anágena, 1-3% na fase catágena e 5-10% na fase telógena. Vale lembrar que os folículos capilares não entram em sincronização, resultando em diferentes fases para cada fio, o que garante uma densidade capilar constante. Em condições normais, caem entre 50 e 100 fios de cabelo por dia, um

2 Esta seção foi elaborada com base em informações extraídas de Fustinoni (2022) e Ribeiro, Antunes Junior e Souza (2021).

número influenciado por práticas como pentear e lavar. Durante a vida, cada folículo capilar passa por cerca de 25 a 30 ciclos.

A **fase anágena** é o estágio de crescimento ativo do cabelo, caracterizado por grande atividade celular no folículo piloso. Nela, os fios são fortemente pigmentados, fixos à papila dérmica, com raízes longas e envoltos pelas bainhas radiculares interna e externa. Sua duração depende de fatores como idade, estado nutricional, níveis hormonais e localização no corpo. Em humanos, a fase anágena dos cabelos terminais do couro cabeludo pode durar de dois a seis anos, garantindo um comprimento de cabelo superior ao de outros animais.

FIQUE ATENTO!

Conforme expusemos no capítulo anterior, na alopecia androgenética, a DHT encurta a fase anágena, promovendo a miniaturização dos folículos, o que contribui para a perda de cabelo característica desse tipo de alopecia.

Na **fase catágena**, de 1% a 3% dos folículos capilares estão presentes em qualquer momento. Nesse estágio, a atividade celular é reduzida, e o crescimento capilar cessa. O folículo piloso e a papila dérmica se retraem, separando o fio do suprimento sanguíneo. Essa fase se estende de duas a três semanas e ocorre de maneira uniforme no corpo humano.

A **fase Catágena**, ou de repouso, dura cerca de três meses antes de o fio entrar em uma nova fase anágena. Os fios telógenos têm raízes curtas em formato de bastão, ficam presos no folículo e apresentam uma porção proximal despigmentada. Esses fios são eliminados da pele à medida que novos fios anágenos crescem e os expulsam.

Figura 3.1
Ciclos de crescimento capilar

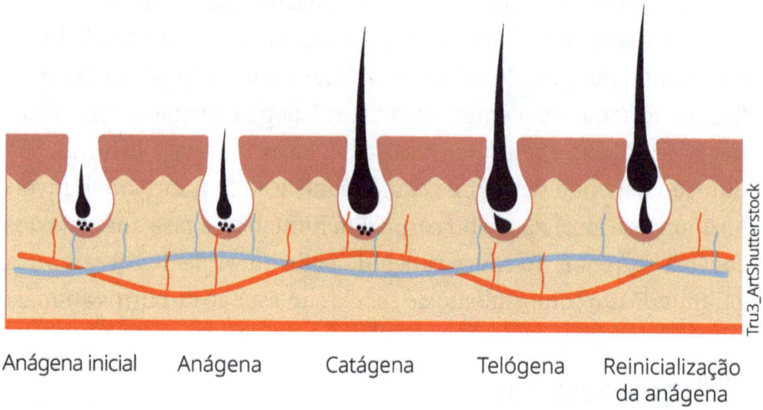

Historicamente, uma perda diária de até 100 fios era considerada normal, mas estudos recentes sugerem que esse número raramente é alcançado, visto que muitos indivíduos apresentam uma fase anágena longa, com renovação dos fios a cada seis ou sete anos. Atualmente, é considerada normal a queda de 35 a 45 fios por dia, mas é recomendado também analisar a reposição dos fios, uma vez que a perda constante sem reposição pode ser preocupante.

FIQUE ATENTO!

Literaturas mais recentes acrescentaram três fases ao ciclo capilar, quais sejam:

- **exógena**: momento em que o fio é expelido do folículo;
- **neógena**: estágio caracterizado pelo "broto" aguardando o desprendimento do fio anterior; e
- **quenógena**: fase em que, se o fio se desprende sem um neógeno no folículo, este permanece vazio.

3.3
Constituição química do cabelo[3]

Compreender a constituição química do cabelo é indispensável para elucidar como ele reage aos tratamentos estéticos. O cabelo é composto predominantemente de proteínas, que representam 97% de sua estrutura e são ricas em ligações dissulfeto, responsáveis por sua resistência. A queratina é a principal proteína que confere essa robustez, e sua estrutura básica é formada por aminoácidos, sendo a cistina o principal deles. Em uma analogia simples, a estrutura capilar pode ser comparada a uma casa composta de tijolos (proteínas), formados por aminoácidos.

A α-queratina, principal proteína da fibra capilar, apresenta uma estrutura em α-hélice mantida por ligações de hidrogênio entre os grupamentos N–H e C=O, separados por quatro aminoácidos. Outro tipo de ligação importante são as ligações dissulfeto, formadas pela união de duas moléculas de cisteína para formar cistina, o que confere resistência ao cabelo. Quanto mais ligações dissulfeto o cabelo tem, mais resistente ele é. No entanto, se essas pontes de enxofre forem rompidas, o cabelo fica fragilizado, e a resistência original não pode ser completamente restaurada, pois parte do enxofre é perdida no processo.

Além das ligações dissulfeto, o cabelo apresenta ligações secundárias, que também colaboram para sua resistência, embora sejam mais suscetíveis a rompimentos. São elas:

- **Ligações salinas**: conhecidas como *ligações iônicas*, são influenciadas pelo pH, que afeta a estabilidade e a resistência dos fios.

3 Esta seção foi elaborada com base em informações extraídas de Fustinoni (2022) e Halal (2016).

- **Ligações de hidrogênio**: resultam do compartilhamento de hidrogênio entre moléculas. São importantes para a conformação proteica, mas se rompem facilmente na presença de água, alterando a forma do cabelo.
- **Força de Van der Waals**: é uma força eletrostática de atração e repulsão entre moléculas. Essa ligação é fraca e sensível à temperatura, com impacto direto na interação entre cosméticos e a fibra capilar, influenciando na aderência e no comportamento eletrostático do fio (como o *frizz*).

A estrutura helicoidal do cabelo é formada por diversas cadeias de aminoácidos que se organizam em espirais. Três espirais se unem para formar uma protofibrila, que, ao se entrelaçar com outras, forma microfibrilas, as quais são ricas em enxofre e se organizam em macrofibrilas, que compõem as fibras corticais no córtex capilar.

O córtex do cabelo humano constitui a maior parte da fibra capilar e é composto principalmente por proteínas, especialmente a queratina, rica em cisteína, que confere resistência ao fio. A cutícula, camada externa do cabelo, também é composta por células ricas em queratina, que contribui para a proteção e resistência do fio. No entanto, não é possível definir com exatidão o percentual específico de proteínas, lipídios, pigmentos e água no córtex, pois essas substâncias podem variar de acordo com as características de cada fio.

Os principais aminoácidos do cabelo são cistina, ácido glutâmico, arginina e serina, que, com componentes como glicogênio, água, colesterol, glicosaminoglicanos e elementos inorgânicos (a exemplo de zinco, cobre, enxofre e sílica), contribuem para a complexidade e as propriedades únicas do cabelo.

Um cabelo saudável apresenta um pH equilibrado entre 4,5 e 5,5. Para entender melhor o impacto do pH na fibra capilar, convém esclarecer o efeito de diferentes faixas de pH:

- **Soluções extremamente ácidas (pH 0,0 – 1,0)**: em concentrações muito altas, podem dissolver o cabelo completamente e devem ser evitadas no couro cabeludo.

- **Soluções de acidez forte a moderada (pH 1,0 – 4,5)**: causam o fechamento das cutículas, tornando o cabelo mais firme e menos poroso, o que melhora o brilho e elimina resíduos de sabão. Produtos ácidos, como condicionadores e xampus específicos, são formulados para reduzir a porosidade e melhorar o desembaraço e a opacidade dos fios, além de ajudar a prevenir a descoloração.
- **Soluções neutras (pH 4,5 - 5,5)**: mantêm o cabelo em seu diâmetro e textura naturais, com brilho normal. Xampus neutros e suaves são recomendados para essa faixa, ajudando a controlar o volume e a proteger o cabelo de danos.
- **Soluções levemente alcalinas (pH 5,5 - 10,0)**: causam expansão das cutículas e aumentam a porosidade, deixando o cabelo mais volumoso, ressecado e opaco. Produtos com pH mais alcalino facilitam a penetração de tonalizantes e descolorantes, aumentando a eficácia de tratamentos químicos. Xampus para equilibrar a acidez da água do chuveiro também estão nessa faixa.

O pH natural do cabelo é levemente ácido, entre 4 e 5, em razão dos ácidos graxos produzidos pelas glândulas sebáceas. Contudo, o uso de diferentes produtos capilares pode alterar temporariamente esse pH.

As variações extremas de pH afetam as ligações químicas no cabelo:

- **Soluções muito ácidas**: causam protonação de grupos carboxila e carbonila nas proteínas, rompendo ligações de hidrogênio e interações eletrostáticas, o que pode deixar o cabelo quebradiço.
- **Soluções levemente básicas**: podem romper algumas ligações dissulfeto, danificando a cutícula e deixando o cabelo áspero, opaco e propenso a pontas duplas.
- **Soluções fortemente alcalinas**: quebram várias ligações químicas, causando danos severos e podendo levar à queda de cabelo.

Assim, é fundamental manter o pH do cabelo levemente ácido ou próximo ao neutro. Atualmente, a maioria dos xampus são formulados para serem balanceados, com ingredientes ácidos, como o ácido cítrico, para preservar o pH natural dos fios após a lavagem.

3.4 Glândulas sebáceas do couro cabeludo[4]

O couro cabeludo é uma das áreas do corpo com maior concentração de glândulas sebáceas, variando entre 400 e 900/cm^2. Em pessoas com excesso de oleosidade, essas glândulas apresentam atividade aumentada, resultando em uma produção excessiva de sebo que se deposita nos fios e na parte superior do folículo piloso, chegando à superfície da pele. Esse excesso de sebo pode causar a formação de "espinhas" no couro cabeludo, algo comumente observado na prática.

O sebo cumpre funções importantes: regula a umidade da epiderme, ajuda a manter o pH equilibrado e protege a pele contra infecções fúngicas e bacterianas. A produção e o tamanho das glândulas sebáceas são influenciados por hormônios, os quais podem aumentar a atividade dessas glândulas e a produção de sebo. Em especial, o acúmulo de oleosidade pode reter a DHT, associada à queda capilar.

Pessoas com couro cabeludo oleoso podem buscar a orientação de um tricologista. O excesso de sebo favorece o crescimento de fungos e bactérias, podendo agravar condições inflamatórias e descamativas, como dermatite seborreica e psoríase. Embora tratamentos tópicos, como xampus e tônicos, ajudem no controle da oleosidade, casos mais intensos podem exigir medicamentos orais, como antibióticos e isotretinoína, para uma redução eficaz.

Por fim, a manutenção do pH natural do couro cabeludo, que varia entre 4,2 e 6,5 (média de 5,5), é fundamental para prevenir o

4 Esta seção foi elaborada com base em informações extraídas de Fustinoni (2022) e ABT (2021).

crescimento excessivo de bactérias, auxiliando no controle de condições inflamatórias e na saúde capilar.

3.5 Sistemas vascular e nervoso do couro cabeludo[5]

A sobrevivência da pele do couro cabeludo depende de seu sistema circulatório, o qual entrega nutrientes e remove resíduos. Em conjunto com o sistema nervoso, o sistema circulatório mantém o equilíbrio e regula a temperatura do couro cabeludo.

Localizado nas camadas subcutâneas, o **plexo cutâneo** é uma estrutura vascular que irriga o tecido adiposo, os folículos pilosos, as glândulas sudoríparas e as sebáceas. Substâncias vasoativas, como o minoxidil, atuam dilatando os vasos sanguíneos, o que aumenta o fluxo sanguíneo e o fornecimento de nutrientes ao couro cabeludo, caracterizado por sua intensa vascularização.

A regulação do fluxo sanguíneo nos capilares atua na termorregulação corporal, seguindo o trajeto típico das artérias até as arteríolas, capilares, vênulas e, finalmente, veias. O padrão vascular varia conforme a fase do ciclo capilar: folículos menores estão associados a sistemas vasculares menos complexos, ao passo que os fios terminais têm apenas alguns capilares próximos à base do folículo, em contraste com as glândulas sebáceas, que apresentam uma rica vascularização.

Os vasos sanguíneos que chegam aos folículos se originam do plexo cutâneo, e o sangue circula pela **papila dérmica**, envolvendo o canal piloso do fio anágeno, abaixo das glândulas sebáceas. Na parte superior do folículo piloso, os vasos são extensões do plexo da derme profunda. A quantidade de tecido vascular na papila e seu tamanho estão diretamente relacionados ao diâmetro do bulbo capilar e do folículo. Na fase anágena de um fio saudável, a vascularização

5 Esta seção foi elaborada com base em informações extraídas de Fustinoni (2022) e ABT (2021).

é robusta, ao passo que nas fases catágena e telógena essa vascularização é reduzida, sendo restabelecida no ciclo seguinte. Embora a camada mais externa da pele não contenha vasos diretos, ela é nutrida pela proximidade de vasos subjacentes. Fatores que comprometem a vascularização, como o tabagismo, afetam a saúde do couro cabeludo e da pele.

Fibras nervosas circundam o folículo piloso abaixo das glândulas sebáceas, sendo mais abundantes ao redor dos fios de maior diâmetro. Cada folículo no corpo recebe inervação a partir de uma raiz dorsal de axônio para cada 20 fios, de modo que um único cabelo compartilha impulsos com outros, conectando-se ao sistema nervoso central. Os axônios, assim, formam um "colar" nervoso em torno do folículo sem contato direto com ele, mas suficientemente próximo para auxiliar na percepção de estímulos na superfície da pele.

Semelhante aos vasos sanguíneos ao redor do folículo, esse "colar" nervoso se retrai à medida que o folículo diminui nas transições das fases anágena para catágena e, posteriormente, para telógena. Sob estresse, ocorre a ativação desses nervos, podendo resultar em queda capilar difusa. O aumento do cortisol em resposta ao estresse também reduz a taxa de crescimento dos fios e pode induzir sua transição precoce da fase anágena para a catágena.

A vascularização, em especial o plexo cutâneo, fornece nutrientes e oxigênio essenciais para o crescimento e a regeneração dos folículos, sendo importante para cada fase do ciclo capilar. A presença de terminações nervosas ao redor dos folículos permite que o cabelo responda a estímulos sensoriais e está implicada na queda capilar associada ao estresse, que libera cortisol e pode interromper o ciclo natural de crescimento do cabelo.

Para saber mais

A leitura do livro indicado a seguir é imprescindível para quem busca entender o ciclo de crescimento capilar e suas alterações. A pesquisa contempla assuntos que abrangem desde a fisiologia do cabelo até os principais distúrbios e tratamentos, sendo uma referência valiosa para profissionais da tricologia e da dermatologia.

BLUME-PEYTAVI, U. et al. (Ed.). **Hair Growth and Disorders**. Berlin: Springer, 2010.

Síntese

Neste capítulo, enfatizamos a importância de manter a saúde do couro cabeludo, considerando tanto o suprimento adequado de nutrientes quanto o impacto dos fatores externos e do sistema nervoso, garantindo condições ideais para a robustez e a longevidade dos fios. Também tratamos das fases do ciclo capilar – anágena, catágena e telógena – que afetam e são afetadas pelo nível de vascularização e pelas conexões nervosas. Assinalamos que fatores externos, como hábitos de vida, exposição a agentes químicos e situações de estresse podem acelerar a queda ou enfraquecer os fios. Por fim, comentamos a complexa interação entre o sistema circulatório e o sistema nervoso no couro cabeludo e sua influência direta sobre a saúde capilar.

Questões para revisão

1] Qual é o papel desempenhado pelo sistema circulatório no couro cabeludo?

a] Promover a regeneração dos fios.
b] Regular a temperatura e remover resíduos.
c] Aumentar a produção de queratina no couro cabeludo.
d] Controlar a secreção de glândulas sudoríparas.
e] Estimular a fase telógena do ciclo capilar.

2] Qual estrutura vascular específica irriga os folículos pilosos e as glândulas sebáceas no couro cabeludo?

a] Plexo papilar.
b] Arteríolas dérmicas.
c] Plexo cutâneo.
d] Vênulas subcutâneas.
e] Capilares dérmicos profundos.

3] Substâncias vasoativas, como o minoxidil, têm qual função no couro cabeludo?

a] Inibir a produção de sebo.
b] Estimular a fase telógena dos fios.
c] Aumentar o brilho e a porosidade do cabelo.
d] Dilatar os vasos sanguíneos, melhorando o fluxo de nutrientes.
e] Diminuir a quantidade de glândulas sebáceas.

4] Durante qual fase do ciclo capilar a vascularização ao redor dos folículos é reduzida?

a] Fase anágena.
b] Fase telógena.
c] Fase mitótica.
d] Fase exógena.
e] Fase de crescimento.

5] Como o estresse pode impactar a saúde do couro cabeludo e do cabelo?

a] Aumentando a taxa de crescimento dos fios.
b] Estimulando a secreção de sebo no folículo piloso.
c] Induzindo o fio a permanecer na fase anágena por mais tempo.
d] Estimulando a queda de cabelo e a transição da fase anágena para a catágena.
e] Melhorando a resistência do fio através do aumento de vascularização.

Questões para reflexão

1] Como fatores externos, a exemplo de estilo de vida e estresse, podem afetar diretamente o fluxo sanguíneo e a saúde do couro cabeludo e dos fios? Quais práticas podem ser adotadas para minimizar os efeitos negativos desses fatores sobre a saúde capilar?

2] Considerando a função dos nervos ao redor dos folículos capilares, como estímulos sensoriais podem influenciar a percepção de sensibilidade no couro cabeludo? Qual é o impacto dessa relação no desenvolvimento de tratamentos para condições relacionadas ao couro cabeludo?

3] O uso de substâncias vasoativas, como o minoxidil, promove o aumento do fluxo sanguíneo para o couro cabeludo, mas quais são os limites e os riscos desse tipo de intervenção para o tratamento da queda capilar? Quais fatores devem ser considerados antes de iniciar esse tipo de tratamento?

Capítulo 4

Cosmetologia capilar

Conteúdos do capítulo:

- Introdução à cosmetologia.
- Cosméticos capilares para limpeza.
- Cosméticos capilares para estilização e finalização.
- Uso de medicamentos para disfunções capilares.
- Nutrientes para suplementação.

Após o estudo deste capítulo, você será capaz de:

1. indicar os princípios da cosmetologia capilar;
2. explicar como os cosméticos capilares atuam na manutenção da saúde dos cabelos;
3. listar indicações, efeitos e mecanismos de ação de medicamentos para disfunções capilares;
4. reconhecer a importância dos nutrientes na suplementação capilar;
5. identificar nutrientes essenciais para a saúde capilar.

Neste capítulo, discorremos sobre a cosmetologia capilar, com ênfase nas diferentes abordagens terapêuticas e cosméticas para o tratamento e a manutenção da saúde dos cabelos. Discutimos sobre os diversos cosméticos utilizados para cuidados diários, incluindo aqueles de limpeza e estilização, bem como o uso de medicamentos e nutrientes para a prevenção e o tratamento de disfunções capilares. A compreensão acerca de produtos e substâncias esclarece como esses tratamentos podem ser aplicados de modo eficaz para promover o bem-estar capilar.

4.1 Introdução à cosmetologia[1]

Os cosméticos são produtos formulados para aplicação externa. São compostos de matérias-primas naturais ou sintéticas, e têm a função de melhorar aspectos estéticos da pele e dos cabelos. Também perfumam, limpam, corrigem odores, protegem a pele e seus anexos, além de modificar a aparência. Esses produtos são versáteis, podendo ser usados em diversas partes do corpo. No que diz respeito à sua composição, são divididos em três categorias principais: ativos cosméticos, adjuvantes e veículos ou excipientes. Detalhamos essas categorias a seguir.

Os **ativos cosméticos** são os ingredientes mais caros e importantes da formulação, e se associam à principal função do produto. A escolha do ativo é importante, pois determina o tipo de cosmético e sua ação sobre a pele, sendo selecionado de acordo com o objetivo do produto e do público-alvo. Os ativos podem ser de origem natural ou sintética, distribuídos nestas classes:

- **Origem natural vegetal**: inclui óleos, manteigas e sementes, como a manteiga de carité.

1 Esta seção foi elaborada com base em informações extraídas de Carvalho e Ribas (2019).

- **Origem natural animal**: menos comum, mas utilizado em produtos hidratantes, como a lanolina.
- **Origem natural mineral**: utilizada principalmente em máscaras faciais e corporais, como as argilas.
- **Origem sintética**: produzidos em laboratório, sem extração direta da natureza.

Embora não correspondam à função principal do produto, os **adjuvantes**, por sua vez, melhoram a fórmula tornando-a mais agradável ao consumidor. São exemplos de adjuvantes: os **conservantes**, que impedem a proliferação de microrganismos, aumentando a durabilidade do produto sem alterar suas características; os **corantes**, que modificam a cor do cosmético, deixando-o mais atraente para o público-alvo; e as **fragrâncias**, as quais conferem identidade olfativa ao produto.

Veículos e excipientes são substâncias presentes em maior quantidade na fórmula. Têm a função de solubilizar os outros ingredientes e dar forma ao cosmético. Além disso, atuam como adjuvantes inertes e são escolhidos de acordo com a textura desejada, influenciando a aplicação do produto. Em sua seleção, deve-se levar em consideração o tipo de pele (oleosa, seca, sensível) e a finalidade do cosmético, como para uso infantil ou tratamento de dermatites.

4.1.1 Categorização e nomenclatura de ativos cosméticos[2]

A indústria cosmética está em constante evolução, com a necessidade de inovação em tecnologias, matérias-primas e funcionalidades para manter sua vitalidade no mercado. Nesse contexto, garantir a clareza e a consistência na identificação dos ingredientes em uma formulação

2 Esta subseção foi elaborada com base em informações extraídas de European Commission (2025).

é de suma importância, desde a pesquisa e o desenvolvimento até a distribuição e a venda.

A nomenclatura de ingredientes cosméticos segue o sistema International Nomenclature of Cosmetic Ingredients (INCI Name), que assegura que todos os ingredientes sejam identificados de maneira consistente, utilizando-se nomes padronizados em inglês, a fim de evitar confusões causadas por sinônimos ou variações locais. A utilização do INCI Name nas rotulagens dos produtos possibilita uma comunicação clara e precisa entre fabricantes, agências reguladoras, cientistas e consumidores.

O **CosIng** é a plataforma da Comissão Europeia que fornece o **INCI Name** para cada ingrediente cosmético. Esse banco de dados *on-line* e gratuito oferece acesso fácil às nomenclaturas oficiais, além de fornecer informações sobre as funções específicas de cada ingrediente, conforme registradas pelos fabricantes. A plataforma disponibiliza a consulta detalhada sobre a finalidade de cada componente, além de orientações sobre sua utilização, conforme as diretrizes regulatórias, garantindo a conformidade com as normas internacionais.

4.1.2 Rotulagem[3]

Embora muitas pessoas não deem a devida atenção aos rótulos dos produtos, é imperioso que os profissionais que lidam com cosméticos saibam interpretar corretamente as informações neles presentes. Essa prática subsidia escolhas mais fundamentadas, baseadas na composição dos produtos e não apenas em estratégias de *marketing*.

No rótulo de um produto cosmético, devem constar informações sobre seu uso adequado e seguro em conformidade com a legislação vigente. Entre as regulamentações mais relevantes, destaca-se

3 Esta subseção foi elaborada com base em informações extraídas de Pereira (2013) e Bermar (2014).

uma Resolução da Diretoria Colegiada (RDC) da Agência Nacional de Vigilância Sanitária (Anvisa): a RDC n. 250, de 21 de novembro de 2018 (Brasil, 2018), a qual estabelece as diretrizes para a apresentação do projeto de arte de etiqueta ou rotulagem no processo de regularização de cosméticos.

Durante o processo de registro, é obrigatório que o cosmético tenha sua arte de rótulo aprovada, constando nela, além das imagens, as informações relevantes. Caso haja alterações no *design* ou no conteúdo do rótulo, o produto poderá ser novamente submetido a aprovação pelas agências reguladoras, conforme a RDC n. 250/2018. Essa regulamentação permite que um mesmo produto utilize mais de um rótulo, desde que todas as exigências obrigatórias de rotulagem sejam respeitadas.

Fique atento!

Há dois tipos diferentes de embalagem: a primária e a secundária. A primeira fica em contato direto com o cosmético, ao passo que a segunda serve apenas para conter a embalagem primária.

4.2 Cosméticos capilares para limpeza[4]

Os cosméticos capilares para limpeza são produtos formulados para higienizar o couro cabeludo e os fios de cabelo, removendo impurezas, oleosidade excessiva, resíduos de produtos e poluição. Além de auxiliarem na manutenção da saúde capilar, esses produtos preparam o

4 Esta seção foi elaborada com base em informações extraídas de Pereira (2013), Carvalho e Ribas (2019) e Ribeiro, Antunes Junior e Souza (2021).

cabelo para tratamentos subsequentes, conferindo-lhe brilho, maciez e equilíbrio. Entre os cosméticos capilares de limpeza mais comuns, destacam-se xampus, condicionadores e tratamentos específicos, que variam conforme as necessidades do tipo de cabelo e do couro cabeludo. A formulação desses produtos é cuidadosamente desenvolvida para garantir eficácia na limpeza sem agredir ou ressecar os fios, preservando a integridade do cabelo e proporcionando uma sensação de frescor e bem-estar.

4.2.1 Xampus

Embora a área de lavagem, frequentemente associada à aplicação do xampu, não seja a mais glamorosa em um salão ou clínica de tricologia, ela é o centro de operações para o sucesso dos serviços prestados. O êxito dos tratamentos capilares depende diretamente da preparação dos fios, sendo a higienização do cabelo e do couro cabeludo o primeiro passo. Assim, o uso correto do xampu se constitui em um elemento-chave desse processo.

A lavagem é, muitas vezes, subestimada, pois é vista como uma tarefa repetitiva; porém, não pode ser negligenciada, visto que garante a limpeza adequada do cabelo, algo determinante para a saúde capilar.

Em apenas alguns minutos de lavagem, um profissional pode limpar e higienizar até cem mil fios de cabelo individualmente, garantindo qualidade excepcional. Esse processo é viabilizado pelos tensoativos, substâncias que têm a capacidade de limpar sem agredir a fibra capilar. O sebo, que se forma no couro cabeludo a partir de células mortas, poeira, pólen e outras substâncias ambientais, é uma das principais partículas removidas durante a lavagem. A água, por si só, não consegue dissolver o óleo, sendo necessário o uso de tensoativos para essa função.

CURIOSIDADE

A palavra *detergente*, originária do latim, significa "substância limpante". Os sabões, que surgiram há cerca de 5 mil anos, foram os primeiros detergentes conhecidos.

Embora os sabões naturais tenham limitações, como a formação de filmes insolúveis em águas duras e a alta alcalinidade que pode prejudicar os fios e a pele, eles continuam a ser utilizados em algumas formulações de xampus.

Os tensoativos, com suas propriedades únicas de afinidade tanto pela água quanto pelo óleo, são capazes de atuar na remoção de impurezas. Quando um tensoativo entra em contato com as partículas de gordura, ele forma uma esfera chamada *micela*, que emulsifica o óleo e permite sua remoção durante o enxágue. A massagem suave no couro cabeludo e nos fios ajuda o tensoativo a agir com mais eficácia, facilitando a remoção das impurezas.

Apesar de leigos comumente associarem a qualidade do xampu à quantidade de espuma que ele forma, isso não é realmente importante, pois a verdadeira função desse produto é limpar de modo eficiente, o que independe da espuma produzida. Grande quantidade de espuma, em verdade, pode indicar tão somente que se está aplicando produto em excesso. O tipo de tensoativo presente no xampu é o que determina a eficácia de sua limpeza, uma vez que diferentes tensoativos têm funções específicas, como agentes emulsificantes, estabilizantes de espuma, condicionadores e perolizantes.

A composição de um xampu é cuidadosamente planejada, sendo a água o principal solvente. Ela pode representar entre 45% e 75% da formulação total. Tensoativos, responsáveis pela ação de limpeza, são encontrados em concentrações entre 30% e 40%. Outros componentes, como espessantes e estabilizantes de espuma, são importantes porque ajudam a dar textura agradável ao produto e melhoram a experiência do consumidor.

Os cremes e condicionadores antiestáticos, além de facilitar o desembaraço, reduzem o *frizz* e neutralizam as cargas negativas, proporcionando fios mais suaves. Espessantes como gomas vegetais e polímeros sintéticos são usados para controlar a viscosidade e evitar a separação dos ingredientes no fundo da embalagem.

Ativos condicionantes melhoram a aparência e a saúde do cabelo, proporcionando hidratação, brilho e resistência. Além disso, agentes quelantes, como os sequestrantes de íons metálicos, evitam reações indesejadas e estabilizam o produto. Outros ingredientes, como agentes opacificadores e perolizantes, são usados para melhorar a estética, conferindo brilho e disfarçando imperfeições no produto.

Conservantes são indispensáveis para garantir a segurança e prolongar a vida útil do xampu, prevenindo o crescimento de microrganismos. Embora fragrâncias e corantes representem uma pequena parte da fórmula, sua contribuição para a experiência sensorial do produto é significativa.

Xampus anticaspa, por exemplo, contêm ativos antifúngicos; já xampus de retenção de cor visam proteger os fios coloridos, prevenindo o ressecamento e o desbotamento. Xampus sem sulfato são ideais para quem busca um tratamento mais suave, e xampus antirresíduos auxiliam na remoção de impurezas como cloro e ferro, especialmente para quem frequenta piscinas.

Ativos básicos do xampu

Xampus são emulsões de óleo em água, formuladas para limpar sem causar danos ao cabelo ou irritações no couro cabeludo. Diversos ingredientes ativos são combinados para atingir diferentes objetivos, como limpeza profunda, hidratação e proteção da fibra capilar. Entre os ativos mais comuns, estão o sulfato de sódio, que é amplamente utilizado em xampus para limpeza, e o cocamida MEA, ou cocamida monoetanolamina, que contribui para a formação de espuma.

A identificação dos ingredientes ativos em um xampu pode ser feita mediante o rótulo ou da Ficha de Informações de Segurança de Produtos Químicos (FISPQ), instrumentos que facilitam a verificação dos benefícios e das funções de cada componente. A familiarização com a nomenclatura desses ingredientes facilita a escolha de produtos que atendam às necessidades específicas do cabelo e do couro cabeludo, proporcionando uma experiência mais eficaz e segura.

4.2.2 Condicionadores[5]

Embora os tensoativos atuais apresentem desempenho superior ao dos sabões tradicionais, sua eficácia ainda não é perfeita: ao limpar impurezas, os xampus também podem remover a oleosidade que preserva a integridade do cabelo e do couro cabeludo. O uso diário de xampu pode, portanto, contribuir para o ressecamento da fibra capilar. Por isso, a aplicação regular de condicionadores ajuda a manter o brilho, a flexibilidade e a saúde dos fios.

Além disso, diversos fatores influenciam a condição do cabelo e do couro cabeludo, como danos causados por agentes químicos (permanentes, descolorantes e colorações), fatores mecânicos (uso de secadores, pranchas e modeladores) e a exposição a elementos ambientais, como poluentes do ar, vento, água do mar, água clorada de piscinas e radiação solar. A luz solar, em particular, causa danos consideráveis ao cabelo, mesmo em fios virgens, ou seja, que não passaram por tratamentos químicos, resultando em cabelos opacos, quebradiços e de secagem mais lenta.

Os condicionadores não têm propriedades reparadoras profundas para fios danificados. O máximo que se pode esperar de um condicionador é que restaure a aparência e a textura natural do cabelo. A cutícula do cabelo, composta de camadas ajustadas de queratina, forma uma barreira hidrofóbica que dificulta a penetração de certos agentes condicionadores nos fios saudáveis. No entanto, cabelos mais porosos e danificados tendem a absorver melhor esses ativos.

5 Esta seção foi elaborada com base em informações extraídas de Pereira (2013), Carvalho e Ribas (2019) e Ribeiro, Antunes Junior e Souza (2021).

Portanto, os condicionadores têm como principal função melhorar a aparência e a maleabilidade do cabelo. Quando bem formulados, podem melhorar o volume, o brilho, a suavidade e a maleabilidade dos fios, além de reduzir a eletricidade estática. Esses produtos ajudam a suavizar a cutícula capilar, reduzindo a fricção durante o penteado, facilitando a escovação e evitando danos mecânicos adicionais.

No mercado, embora todos os xampus ofereçam, de alguma maneira, algum nível de condicionamento, a adição de ingredientes condicionantes pesados pode prejudicar a eficácia do xampu, dificultando a remoção completa das impurezas dos fios. Por essa razão, os xampus do tipo "dois em um", que combinam propriedades de xampu e condicionador, superam essa limitação. Nesses produtos, os condicionadores são formulados de maneira que não comprometam a ação detergente do xampu. Os polímeros catiônicos, que são componentes dos agentes condicionantes, formam complexos com os tensoativos aniônicos, criando coacervados que se depositam sobre o cabelo e o couro cabeludo, proporcionando um condicionamento eficaz sem interferir na limpeza.

Ao compreender as principais formulações dos xampus, fica mais claro o funcionamento dos condicionadores. Esses produtos podem ser entendidos como "xampus invertidos", pois xampus são ricos em tensoativos e têm pequena quantidade de materiais graxos, ao passo que os condicionadores têm tensoativos em menor quantidade e mais ingredientes graxos. Esses tensoativos, geralmente os mesmos utilizados nos xampus, contribuem para a formação de espuma e para garantir que o produto possa ser enxaguado corretamente.

Além dos tensoativos, os condicionadores geralmente contêm outros ingredientes essenciais, que serão apresentados a seguir.

IMPORTANTE!

Embora as **proteínas**, em razão de sua estrutura de longas cadeias de aminoácidos, não penetrem completamente nos fios de cabelo, estudos indicam que proteínas de baixo peso molecular podem ser úteis para selar pontas duplas e prevenir danos adicionais. Condicionadores que utilizam proteínas hidrolisadas, como peptídeos, têm maior capacidade de serem absorvidos pela cutícula capilar, melhorando a textura, a porosidade e a elasticidade dos fios.

Os condicionadores utilizam materiais graxos para facilitar o desembaraço dos cabelos úmidos e proporcionar suavidade aos fios. Entre esses materiais, destacam-se:

- **Álcoois graxos**: diferentemente dos álcoois voláteis e leves, são compostos maiores e não voláteis, como cetoestearílico, estearílico e mirístico. Eles são comumente usados em condicionadores por suas propriedades emolientes.
- **Silicones**: óleos que contêm uma cadeia de átomos de silício e oxigênio, formando polissiloxanos. Ao contrário dos óleos convencionais, os silicones formam um filme respirável, não comedogênico e com boa capacidade de tratamento para cabelos quimicamente tratados. Alguns exemplos são amodimeticona, ciclometicona e dimeticona.
- **Umectantes**: substâncias como a glicerina, que atraem e retêm a umidade do ar, ajudam a manter o cabelo hidratado, especialmente em ambientes úmidos. No entanto, são menos eficazes em climas secos.
- **Hidratantes**: embora o vocábulo *hidratante* seja amplamente utilizado, apenas a água tem a capacidade de hidratar de fato. Substâncias como lanolina e óleo mineral funcionam como agentes que ajudam a reter a água no cabelo, evitando sua perda por evaporação.

Apesar de **ingredientes botânicos e naturais** serem considerados mais saudáveis e eficazes, não há evidências científicas conclusivas que provem sua superioridade em relação a outros componentes. Ingredientes botânicos são frequentemente processados e podem conter solventes ou diluentes não mencionados no rótulo do produto. O uso do adjetivo *natural* no mercado de cosméticos capilares, portanto, é mais uma estratégia de *marketing* do que um indicativo de qualidade ou segurança.

4.3 Cosméticos capilares para estilização e finalização[6]

Existem dois tipos principais de produtos para estilização e acabamento de penteados: as *mousses* e os *hair sprays*. Ambos mantêm a forma do penteado por meio da constituição de um filme flexível de resinas poliméricas. As *mousses* são aplicadas em cabelos úmidos, possibilitando a modelagem com fontes de calor diretas e/ou indiretas. Já os *hair sprays* são usados em cabelos secos, após a finalização do penteado. A principal diferença entre eles está no teor de água e no tempo de secagem.

Uma *mousse* eficaz deve aumentar o volume do cabelo, fixar o penteado e facilitar o processo de escovação. O produto ideal não deve ser pegajoso, tem de secar rapidamente e não deixar resíduos durante a escovação. A maioria das *mousses* produzidas atualmente são emulsões e apresentam muitos dos ingredientes encontrados em xampus e condicionadores. Entre os componentes essenciais estão resinas poliméricas, espessantes, tensoativos não iônicos, fragrâncias, conservantes e, ocasionalmente, álcoois.

A diferença entre *mousses* e *hair sprays* é, em grande parte, o conteúdo de água e o tempo de secagem. As *mousses* são aplicadas em cabelos úmidos ou secos, ao passo que os *hair sprays* contêm uma maior porcentagem de compostos voláteis e uma quantidade mínima de água, garantindo uma secagem mais rápida sem umedecer excessivamente o cabelo.

6 Esta seção foi elaborada com base em informações extraídas de Fustinoni (2022), Pereira (2013) e Bermar (2014).

Tanto os géis condicionadores quanto os condicionadores sem enxágue têm composição semelhante, mas com uma diferença: substituem as resinas poliméricas por polímeros condicionantes catiônicos, e adicionam derivados de proteínas e compostos quaternários de amônio. A seguir, destacamos os principais ingredientes encontrados nos finalizadores capilares.

- **Resinas poliméricas**: garantem a fixação dos fios e são o principal componente das *mousses*. O tipo e a quantidade de resina usada afetam a intensidade da fixação. Exemplos comuns incluem polivinilpirrolidona (PVP), poliquatérnio e copolímero PVM/MA.
- **Tensoativos não iônicos**: presentes em emulsões, atuam como emulsificantes, proporcionando, além de fixação, efeito condicionante aos fios. Exemplos são laureth-23, oleth-20 e steareth-20.
- **Álcoois**: embora alguns álcoois graxos sejam usados para a textura, álcoois voláteis, como o álcool desnaturado (SD álcool), são adicionados em *mousses* e *sprays* para acelerar a secagem e melhorar a fixação.
- **Compostos orgânicos voláteis (VOCs)**: nos *hair sprays*, favorecem a rápida evaporação do produto. No entanto, a inalação desses compostos deve ser minimizada, sendo preferível o uso de *sprays* solúveis em água para reduzir os riscos.

4.3.1 Finalizadores capilares[7]

Os finalizadores capilares possibilitam fazer penteados perfeitos e preservar a saúde dos fios. Entre os principais produtos estão os *leave-ins*, géis, tônicos e produtos específicos para as pontas. A seguir,

7 Esta subseção foi elaborada com base em informações extraídas de Fustinoni (2022).

esclarecemos como cada um desses produtos pode aprimorar a aparência e a vitalidade do cabelo.

O ***leave-in*** é um aliado poderoso na hidratação diária. Trata-se de um creme ou *spray* leve, que não necessita de enxágue, proporcionando hidratação contínua ao longo do dia. Formulado com ingredientes como vitaminas, óleos e proteínas, promove hidratação profunda, controle do *frizz* e proteção contra danos térmicos causados por ferramentas de modelagem.

Já o **gel**, ideal para quem busca controle e definição, oferece diferentes níveis de fixação. Versátil, é indicado tanto para penteados estruturados quanto para cachos definidos, proporcionando firmeza e controle do volume. Muitos géis modernos são formulados para não deixar resíduos pegajosos, garantindo uma aparência natural.

Os **tônicos capilares**, por seu turno, estimulam o couro cabeludo e promovem o crescimento saudável dos fios. Com ativos como cafeína, biotina e extratos botânicos, favorecem a circulação sanguínea, fortalecem os folículos capilares e podem reduzir a queda de cabelo. Além disso, oferecem uma sensação refrescante na aplicação.

Ademais, as pontas do cabelo são particularmente suscetíveis a danos, em razão do uso constante de ferramentas térmicas, exposição ambiental e tratamentos químicos. **Produtos específicos para as pontas**, como óleos, séruns e cremes, oferecem hidratação intensiva, evitando pontas duplas e conferindo aspecto mais saudável aos fios.

Os finalizadores capilares, além de estilizar, auxiliam nos cuidados com a saúde capilar. O uso correto desses produtos depende de algumas medidas, como: aplicar somente a quantidade necessária de produto, evitando excessos que possam deixar o cabelo pesado ou oleoso; distribuir uniformemente o produto, focando nas áreas mais fragilizadas; e testar diferentes combinações de produtos para encontrar a que melhor atende às necessidades do cabelo de determinado indivíduo. Cada fio reage de modo específico aos cosméticos.

Escolher os finalizadores certos é fundamental para alcançar o estilo desejado, ao mesmo tempo que se cuida da saúde capilar. Incorporando esses produtos na rotina de cuidados, é possível promover hidratação, controle, estímulo ao crescimento e reparação durante o *home care*, proporcionando resultados profissionais duradouros.

4.3.2 Óleos de uso tópico[8]

Atualmente, há numerosas receitas caseiras que prometem resultados milagrosos com o uso de óleos vegetais. O tricologista tem de compreender as propriedades dos principais óleos utilizados em produtos capilares. Contudo, é preciso lembrar que a indústria cosmética dedica anos de pesquisa e investimentos significativos para criar fórmulas otimizadas, considerando as concentrações ideais e os veículos apropriados para cada tipo de óleo.

A seguir, arrolamos os principais óleos empregados nesses produtos.

- **Óleo de rícino**: extraído das sementes da mamona (*Ricinus communis*), é rico em ácido ricinoleico, um ácido graxo com propriedades anti-inflamatórias que beneficiam o couro cabeludo. Embora os estudos ainda sejam inconclusivos, há evidências de que esse óleo pode melhorar a aparência dos fios, conferindo-lhes brilho. No nível molecular, o ácido ricinoleico estimula os receptores que promovem a dilatação dos vasos sanguíneos, aumentando o fluxo sanguíneo para a raiz do cabelo e potencialmente favorecendo o crescimento capilar.
- **Óleo de rosa-mosqueta**: proveniente do arbusto *Rosa canina*, é repleto de ácidos graxos essenciais, antioxidantes e vitaminas. Suas propriedades anti-inflamatórias podem ser benéficas para o couro cabeludo, e a combinação de nutrientes contribui para o fortalecimento capilar e estimula o crescimento dos fios.
- **Óleo de argan**: originário dos grãos da árvore de argan do Marrocos, é rico em ácidos graxos, antioxidantes e vitamina E.

8 Esta subseção foi elaborada com base em informações extraídas de Fustinoni (2022), ABT (2021) e Carvalho e Ribas (2019).

Destaca-se por sua capacidade de hidratar profundamente os fios, prevenir o ressecamento, proteger contra danos térmicos e promover o crescimento saudável do cabelo. Seu uso contínuo ajuda a restaurar a elasticidade e a vitalidade dos fios.

- **Óleo de abacate**: rico em antioxidantes, vitaminas e minerais, proporciona múltiplos benefícios ao cabelo, promovendo reparação e fortalecimento dos fios. Estudos indicam que os minerais presentes nesse óleo ajudam a selar as cutículas do cabelo, prevenindo a quebra e favorecendo a manutenção de um cabelo mais saudável e forte.
- **Óleo essencial de lavanda**: ganhou popularidade por seus potenciais benefícios no estímulo ao crescimento capilar. Quando aplicado diretamente no couro cabeludo, pode promover um aumento no crescimento dos fios. Suas propriedades antimicrobianas também ajudam a combater a proliferação de bactérias e fungos, mantendo o couro cabeludo saudável e equilibrado.
- **Óleo de coco**: extraído da polpa do coco, é um dos mais versáteis e populares nos cuidados capilares. Graças a sua composição rica em ácidos graxos, penetra profundamente na estrutura capilar, proporcionando uma hidratação intensiva. Também é eficaz na prevenção do ressecamento, no fortalecimento dos fios e no estímulo ao crescimento saudável do cabelo, tornando-se um aliado indispensável para quem busca cabelos mais hidratados e fortes.

Esses óleos, quando utilizados corretamente, podem proporcionar resultados notáveis, melhorando a saúde e a aparência dos cabelos de forma natural. É imprescindível, entretanto, ter em mente que a eficácia de cada óleo pode variar conforme o tipo de cabelo e as necessidades específicas de cada indivíduo.

4.4

Uso de medicamentos para disfunções capilares[9]

A **farmacologia** é a ciência que estuda os efeitos dos medicamentos no organismo, incluindo sua ação, suas propriedades e sua utilização terapêutica. No contexto das disfunções capilares, a farmacologia se apresenta no desenvolvimento e na aplicação de tratamentos para condições como queda de cabelo, alopecia e outras alterações capilares. Medicamentos utilizados para tratar essas disfunções agem de diversas maneiras, entre elas: estimulando o crescimento capilar, regulando a atividade hormonal e combatendo infecções no couro cabeludo. Entre as terapias mais comuns, destacam-se os tratamentos tópicos, como minoxidil, e medicamentos orais, como finasterida e outros agentes que atuam diretamente nas causas das disfunções capilares. O uso adequado desses medicamentos, sob orientação profissional, pode contribuir significativamente para a recuperação da saúde capilar e a melhoria da autoestima dos pacientes.

Os **fármacos vasodilatadores** são aplicados no tratamento de diversas condições clínicas, como hipertensão, insuficiência cardíaca, angina de peito, hipertensão pulmonar e doença de Raynaud. Essa classe de medicamentos inclui uma ampla gama de substâncias, classificadas conforme seu mecanismo de ação no organismo. No entanto, o fármaco de maior relevância e utilização no campo da tricologia é o minoxidil.

Curiosidade

O minoxidil foi inicialmente utilizado como tratamento para hipertensão grave não controlada por outros medicamentos. No entanto, durante os testes clínicos e sua posterior

9 Esta seção foi elaborada com base em informações extraídas de Audi et al. (2017), Brunton, Hilal-Dandan e Knollmann (2012), Levorato et al. (2018) e Rang et al. (2016).

comercialização, observou-se que induzia o crescimento de pelos em locais indesejados, incluindo os cabelos, fenômeno que se revelou benéfico para o tratamento de alopecias, como a androgênica e a areata.

O minoxidil é um vasodilatador de ação direta, capaz de ativar os canais de potássio. Sua principal característica é a vasodilatação potente e de longa duração. Seu mecanismo de ação no couro cabeludo ocorre pela vasodilatação local dos capilares sanguíneos, o que resulta no aumento do fluxo sanguíneo e, consequentemente, na nutrição das papilas dérmicas (relacionadas à produção dos fios). Isso estimula a fase anágena do ciclo capilar, promovendo o crescimento de novos fios e retardando a queda dos fios antigos. Ainda, tem ação anti-inflamatória, o que pode contribuir para a melhora do ambiente do couro cabeludo.

Entre os efeitos adversos mais comuns desse fármaco estão ressecamento, vermelhidão e irritação na área de aplicação, além do risco de crescimento indesejado de pelos em outras partes do corpo e hipotensão. Por esses motivos, é geralmente administrado de maneira tópica, em loções, cremes ou séruns, concentrando seus efeitos diretamente no local desejado, o que reduz o risco de efeitos colaterais sistêmicos. Embora o uso oral de minoxidil também seja possível, ele deve ser cuidadosamente monitorado em razão de seu baixo índice terapêutico.

Já os **fármacos inibidores da 5-alfa-redutase** atuam bloqueando a conversão da testosterona em di-hidrotestosterona (DHT), hormônio androgênico mais potente que contribui para a miniaturização dos fios capilares, processo característico da alopecia androgênica. A DHT se liga a receptores nas células da papila dérmica, induzindo a redução no tamanho e na espessura dos fios ao longo do tempo.

Ao inibir essa conversão, os inibidores da 5-alfa-redutase, como a finasterida e a dutasterida, ajudam a prevenir a miniaturização capilar e a preservar a saúde dos fios. A finasterida é amplamente utilizada para o tratamento da alopecia androgênica, e a dutasterida é indicada principalmente para o tratamento de hiperplasia prostática benigna (HPB) em homens.

Os efeitos adversos mais comuns da finasterida incluem redução da libido, possível impotência e dor mamária. Embora a administração tópica seja preferível para minimizar efeitos sistêmicos, a finasterida também pode ser utilizada por via oral, com monitoramento regular para evitar desequilíbrios hormonais que possam resultar em efeitos colaterais indesejáveis.

Por sua vez, os **fatores de crescimento (FCs)** são proteínas que atuam na cicatrização e na regeneração tecidual. Produzidos por várias células do organismo, como fibroblastos e queratinócitos, estimulam processos celulares como proliferação, migração e diferenciação, além de promover a angiogênese e a formação de colágeno. No contexto capilar, os FCs são usados para estimular a regeneração dos fios e melhorar a saúde do couro cabeludo.

Entre os FCs mais importantes na tricologia estão o fator de crescimento de fibroblastos (FGF), o fator de crescimento derivado de plaquetas (PDGF), o fator de crescimento transformador beta (TGF-β) e o fator de crescimento vascular endotelial (VEGF). Eles podem ser usados para acelerar a regeneração dos fios, melhorar a espessura do cabelo e tratar disfunções capilares relacionadas ao envelhecimento celular.

Por serem utilizados principalmente de maneira tópica, apresentam um risco muito baixo de efeitos adversos, e podem ser escolhidos conforme a necessidade do tratamento, permitindo uma personalização de acordo com o efeito farmacológico desejado.

Por fim, os **inibidores de receptores androgênicos** atuam bloqueando a ligação dos hormônios androgênicos, como a testosterona e a DHT, a seus receptores nas células da papila dérmica. Com isso, eles evitam a miniaturização capilar, contribuindo para a preservação da espessura e do comprimento dos fios.

A espironolactona é o principal fármaco dessa classe. É utilizada para tratar disfunções capilares. Além de bloquear os receptores androgênicos, ela reduz a produção de testosterona graças a um mecanismo de *feedback* negativo. Esse efeito a torna eficaz no tratamento da alopecia em mulheres, mas seu uso é contraindicado para gestantes e lactantes.

Os efeitos adversos mais comuns da espironolactona incluem ginecomastia, distúrbios menstruais e possíveis efeitos renais, como sobrecarga e hipotensão. Por causa do risco de efeitos colaterais sistêmicos, seu uso é restrito a pacientes do sexo feminino e geralmente administrado via oral, com monitoramento regular dos efeitos adversos.

4.5 Nutrientes para suplementação[10]

As células do folículo piloso apresentam alta taxa de renovação e metabolismo intensivo, o que requer fornecimento constante e adequado de nutrientes e energia. Os micronutrientes auxiliam na manutenção do ciclo folicular saudável, contribuindo para a renovação celular da matriz do bulbo capilar, responsável pela rápida divisão celular. Entre esses micronutrientes estão vitaminas e minerais que, mesmo em quantidades pequenas, atuam de diversos modos, como cofatores enzimáticos, substratos biológicos e até hormônios. Dada sua função no ciclo capilar, esses nutrientes são determinantes na prevenção da alopecia.

A seguir, destacamos alguns nutrientes cujos efeitos têm sido estudados para o tratamento e a prevenção da alopecia.

- **Vitamina A**: contribui para diversas funções biológicas, como manutenção da visão, fortalecimento do sistema imunológico e crescimento celular. Encontrada tanto em alimentos de origem vegetal quanto animal, é metabolizada em ácido retinoico,

10 Esta seção foi elaborada com base em informações extraídas de Cruz et al. (2020).

sua forma ativa. Altos níveis de vitamina A no sangue favorecem a fase anágena dos folículos capilares, promovendo o crescimento capilar e prolongando a permanência dos fios na superfície da pele.

- **Vitamina C**: conhecida também como *ácido ascórbico*, é um potente antioxidante, fundamental na síntese de colágeno, através da hidroxilação da lisina e prolina. Sua relevância é notável em pacientes que apresentam perda de cabelo associada a deficiência de ferro, já que contribui para uma melhor absorção do mineral e para a saúde dos cabelos.
- **Biotina**: auxilia na síntese de proteínas, particularmente a queratina, a qual favorece o crescimento saudável dos cabelos e das unhas. Também exerce ação antioxidante, beneficiando a saúde de pele, cabelos e sistema nervoso. Sua deficiência pode causar alopecia difusa e despigmentação dos fios. Além disso, é amplamente utilizada no tratamento de dermatite seborreica e outras condições que afetam o couro cabeludo.
- **Selênio**: presente em alimentos de origem animal, atua na síntese de DNA e age como um antioxidante potente, funcionando em sinergia com as vitaminas C e E. Pesquisas indicam que é benéfico para a saúde de cabelos e unhas graças a sua ação antioxidante. Também é utilizado no tratamento de condições como caspa e seborreia, promovendo a limpeza do couro cabeludo e a introdução de substâncias bactericidas. Sua deficiência está associada à hipopigmentação dos cabelos e ao desenvolvimento de alopecia.
- **Silício**: considerado um oligoelemento essencial para a saúde, é um componente estruturante dos cabelos e de outros tecidos do corpo, como ossos e cartilagens. Regula o metabolismo de diversos tecidos e é particularmente importante para a síntese de colágeno tipo 1 e para a ativação da enzima prolina hidroxilase. A suplementação com esse elemento tem sido associada ao aumento da densidade e da espessura dos fios capilares.

A prescrição de suplementos nutricionais deve sempre ser acompanhada por um planejamento alimentar personalizado, elaborado por um nutricionista. Esse acompanhamento deve ser pautado pela responsabilidade profissional e em conformidade com o código de ética e as legislações pertinentes, para que o suplemento atue como um complemento à dieta de indivíduos saudáveis, com o intuito de compensar possíveis déficits nutricionais. A suplementação deve ser reavaliada a cada três ou quatro meses, ou conforme as necessidades do paciente. Além da suplementação, deve-se empregar mudanças no estilo de vida para um tratamento eficaz.

Para saber mais

O artigo indicado a seguir analisa a influência da alimentação na saúde capilar, comentando deficiências nutricionais e suplementação.

ALMOHANNA, H. M. et al. The Role of Vitamins and Minerals in Hair Loss: a Review. **Dermatology and Therapy**, v. 9, i. 1, p. 51-70, Dec. 2018.

Síntese

Neste capítulo, versamos sobre o cuidado capilar por meio de cosméticos, medicamentos e suplementação. A cosmetologia capilar lida com produtos para limpeza, como xampus e condicionadores, que mantêm os fios saudáveis e hidratados, bem como com cosméticos de estilização, como géis e *sprays*, que modelam e protegem os cabelos. O uso de medicamentos, como minoxidil, finasterida e espironolactona, é importante no tratamento de disfunções capilares, a fim de estimular o crescimento e combater a queda de cabelo. A suplementação nutricional com nutrientes como vitamina C, selênio, biotina, vitamina A e silício fortalece os fios e melhora sua saúde, promovendo o crescimento e prevenindo a alopecia. O tratamento eficaz envolve a combinação dessas abordagens, adaptadas às necessidades individuais de cada paciente.

Questões para revisão

1] Qual é a principal função dos cosméticos capilares destinados à limpeza?

a] Hidratar profundamente os fios.
b] Alterar a cor dos cabelos.
c] Remover impurezas e excesso de oleosidade do couro cabeludo e dos fios.
d] Proteger os cabelos contra danos térmicos.
e] Estilizar os cabelos para diferentes penteados.

2] Qual dos seguintes nutrientes é conhecido por sua importância na síntese de colágeno e na saúde capilar?

a] Vitamina A.
b] Vitamina C.
c] Biotina.
d] Selênio.
e] Silício.

3] Qual é o papel dos medicamentos no tratamento de disfunções capilares?

a] Alterar a cor e a textura natural dos fios.
b] Dar acabamento aos cabelos.
c] Tratar e prevenir condições como alopecia e eflúvio telógeno.
d] Recuperar os fios.
e] Alterar a porosidade e a densidade, que foram perdidas por causa da poluição.

4] Qual dos seguintes nutrientes é fundamental para a produção de queratina nos cabelos?

a] Vitamina C.
b] Biotina.
c] Selênio.
d] Vitamina A.
e] Silício.

5] Qual é a principal função dos cosméticos capilares destinados à estilização e finalização?

a] Limpar profundamente o couro cabeludo.
b] Fornecer nutrientes essenciais aos folículos capilares.
c] Proteger os fios contra danos térmicos.
d] Modelar e definir penteados, proporcionando a fixação e o acabamento desejados.
e] Tratar condições médicas do couro cabeludo.

Questões para reflexão

1] Qual é a importância da vitamina C na saúde capilar e como sua deficiência pode afetar o crescimento e a qualidade dos cabelos?

2] Quais são os principais tipos de cosméticos capilares utilizados para a limpeza dos fios e do couro cabeludo? Quais são suas funções específicas? Por que é importante escolher o produto adequado para cada tipo de cabelo?

3] Como medicamentos atuam no tratamento de disfunções capilares, a exemplo da alopecia? Como deve ser a conduta do tricologista nesses casos?

Capítulo

5

Posicionamento mercadológico do tricologista

Conteúdos do capítulo:

- Escolha da localização para clínica capilar.
- Estrutura física.
- Órgãos sanitários.
- Estratégias de posicionamento.
- Direito do consumidor no contexto da tricologia.

Após o estudo deste capítulo, você será capaz de:

1. planejar e organizar a estrutura física de uma clínica, garantindo funcionalidade, conforto e conformidade com as normas de segurança;
2. aplicar as exigências legais dos órgãos sanitários, assegurando que as instalações estejam em conformidade com as regulamentações de saúde;
3. planejar e implementar estratégias de posicionamento que promovam diferenciação e fortalecimento da marca no mercado de tricologia.

O sucesso de uma clínica capilar não depende apenas da *expertise* técnica do profissional em tricologia, mas também de um conjunto de decisões estratégicas relacionadas à gestão do negócio. A abertura de uma clínica eficiente e competitiva demanda atenção em todas as ações de implantação, desde a escolha da localização ideal e a estrutura física adequada até o cumprimento das regulamentações sanitárias e a definição de estratégias de posicionamento no mercado. Além disso, a compreensão dos direitos do consumidor no contexto da tricologia é mandatória para garantir relações transparentes, éticas e seguras com os clientes. Neste capítulo, discorremos sobre esse assunto e disponibilizamos orientações para futuros profissionais.

5.1 Escolha da localização de uma clínica capilar[1]

O setor de serviços de saúde é promissor para empreendimentos; contudo, requer visão de negócio aguçada. O primeiro passo é proceder à investigação detalhada do perfil demográfico da região-alvo de investimento, considerando aspectos como densidade populacional, características dos consumidores locais, concorrência, fatores de acessibilidade e locomoção, visibilidade, proximidade com os clientes e segurança.

Para definir a localização de uma clínica, pode-se recorrer a dados disponibilizados na internet, como os publicizados em documentos oficiais e estatísticas de saúde disponibilizadas pelo Departamento de Informação e Informática do Sistema Único de Saúde (DataSUS) e pelo Instituto Brasileiro de Geografia e Estatística (IBGE). A consulta em fontes como essas aponta que os gastos em saúde da população de baixa renda concentram-se em medicamentos. Assim, clínicas populares são mais adequadas para regiões com maior concentração

1 Esta seção foi elaborada com base em informações extraídas de ABT (2021), Sebrae (2025) e Oliveira et al. (2014).

dessa parcela da sociedade. Já as classes mais favorecidas direcionam seus investimentos prioritariamente para serviços de saúde, destacando-se diagnósticos e terapias. Nesse contexto, clínicas especializadas, como as de tricologia, podem atender a esse público, não de modo exclusivo, mas majoritariamente.

A decisão do local ideal deve ser fundamentada em uma análise detalhada do público-alvo. Isso inclui coletar informações demográficas que ajudem a compreender o perfil dos potenciais clientes da região. O *site* do IBGE, conforme aduzimos, é uma excelente ferramenta para acessar dados relevantes. Caso o orçamento permita, a contratação de profissionais de *marketing* ou empresas especializadas em geoprocessamento pode ser de grande valia.

Tendo clareza sobre esses dados e sobre os serviços que serão oferecidos, inicia-se a busca por um espaço adequado, seja ele próprio, seja ele alugado. Aspectos como proximidade de concorrentes, acessibilidade, estacionamento e acesso a transporte público devem ser avaliados, pois são determinantes para o sucesso do empreendimento.

Na escolha de um imóvel para a instalação de uma clínica de tricologia, é preciso levar em conta as dimensões adequadas para acomodar as especialidades oferecidas e atender confortavelmente os pacientes. Dependendo do modelo de negócio, optar por um imóvel próximo a clínicas e hospitais maiores pode ser uma estratégia eficaz para complementar serviços e atrair clientes de diferentes especialidades.

Ao avaliar o imóvel, deve-se considerar estes aspectos:

- **Necessidades operacionais e infraestrutura**: é preciso se certificar de que o imóvel atende às demandas do negócio, como localização estratégica, tamanho ideal e vizinhança favorável. Também é recomendado verificar a disponibilidade de serviços essenciais, como abastecimento de água, energia elétrica, internet, esgoto e telefonia.

- **Condições estruturais e ambientais**: é importante evitar imóveis mal ventilados, propensos a umidade, sujeitos a inundações ou localizados em áreas de risco. Consultar moradores ou comerciantes locais é uma maneira de obter informações valiosas sobre a região.
- **Adaptações necessárias**: é aconselhável checar se o imóvel requer modificações estruturais, como rebaixamento de degraus e instalação de rampas ou elevadores, para torná-lo acessível e funcional.
- **Documentação e regularização**: é necessário verificar se o imóvel está regularizado perante os órgãos públicos, mediante, por exemplo, o Certificado de Vistoria e Conclusão Obras (CVCO), e se as atividades previstas são compatíveis com a legislação de zoneamento do município. Além disso, convém conferir a situação fiscal, garantindo que impostos como o Imposto Predial e Territorial Urbano (IPTU) ou o Imposto Territorial Rural (ITR) estejam em dia.
- **Contrato de locação**: no caso de locação, é imprescindível negociar detalhadamente o contrato com o proprietário, estabelecendo claramente o valor do aluguel, o prazo de locação, as formas de reajuste e outras cláusulas para garantir viabilidade econômica, considerando o retorno do investimento.

Para iniciar as atividades, é indispensável obter o Alvará de Funcionamento, um documento que autoriza o uso do imóvel para fins comerciais, considerando-se critérios como segurança, impacto ambiental e conformidade com as leis municipais. O alvará deve ser fixado em um local visível ao público, a fim de evidenciar a regularidade do empreendimento.

5.2
Estrutura física de uma clínica capilar[2]

A estrutura física de uma clínica de saúde deve ser cuidadosamente planejada, considerando-se as especialidades oferecidas, a demanda potencial, os estudos epidemiológicos da região e as expectativas do mercado com base no perfil populacional. Esses elementos influenciam diretamente o tamanho, a funcionalidade e a organização dos espaços.

No início do empreendimento, não é necessário contar com todos os equipamentos ou uma estrutura completa. É possível começar com o básico, atendendo aos requisitos essenciais e expandindo a infraestrutura de modo gradual, conforme a demanda cresce e os recursos permitem. O espaço deve ser ajustado para acomodar os serviços planejados, oferecendo um ambiente funcional e acolhedor.

Para atender às exigências operacionais de uma clínica, as seguintes áreas são recomendadas:

- **Recepção**: espaço para receber os clientes de maneira organizada.
- **Área de espera**: pode ser integrada à recepção ou separada, sendo multifuncional e confortável.
- **Área técnica**: destinada a consultas e procedimentos clínicos.
- **Instalações sanitárias**: sanitários separados para homens e mulheres, sendo pelo menos um adaptado para pessoas com deficiência (PCDs).
- **Copa de apoio**: para uso dos colaboradores.
- **Local para materiais de limpeza**: espaço destinado ao armazenamento e manuseio desses materiais.
- **Setor de esterilização**: destinado à higienização e à esterilização de instrumentos.

---

2 Esta seção foi elaborada com base em informações extraídas de Sebrae (2023), Pereira (2013) e Oliveira et al. (2014).

Ademais, a criação de um plano de negócios detalhado é essencial para definir o escopo dos serviços e priorizar os investimentos. A acessibilidade e a adequação dos espaços também são importantes, atendendo às normas legais para promover conforto e segurança a todos os usuários, incluindo PCDs.

Outras ações a serem tomadas para aprimorar a estrutura física são:

- avaliar a expansibilidade, ou seja, planejar espaços que permitam futuras ampliações;
- considerar a flexibilidade, analisando se estruturas internas podem ser adaptadas às necessidades;
- assegurar o conforto térmico, empregando materiais que favoreçam a ventilação e o isolamento térmico;
- garantir conforto acústico, instalando revestimentos que melhorem a experiência sonora;
- priorizar qualidade na escolha de prestadores e de materiais de construção e acabamento e, quando possível, contratar mão de obra local;
- enfatizar a humanização, estabelecendo fluxos bem definidos, espaços arejados e áreas amplas para circulação;
- organizar fluxos, setorizando atividades para evitar movimentações desnecessárias; e
- escolher materiais que equilibrem facilidade de manutenção com custo-benefício.

Conforme já aludimos, a clínica deve cumprir rigorosamente as legislações sanitárias estaduais e municipais, garantindo qualidade e segurança nos serviços oferecidos.

O cumprimento das normas sanitárias é mandatório na prática da tricologia, com vistas à segurança de profissionais e clientes. As principais condutas a serem adotadas são as seguintes:

- Os profissionais devem higienizar as mãos antes e após cada atendimento para prevenir a transmissão de microrganismos.

- Ferramentas como pentes, tesouras e escovas devem ser desinfetadas entre os atendimentos para evitar contaminação cruzada.
- Superfícies, cadeiras e bancadas precisam ser limpas regularmente para manter um ambiente seguro e livre de patógenos.
- Apenas produtos aprovados por órgãos reguladores, como a Agência Nacional de Vigilância Sanitária (Anvisa) ou a agência estadunidense Food and Drug Administration (FDA), devem ser utilizados, garantindo qualidade e segurança.
- Resíduos gerados durante os procedimentos devem ser descartados de maneira apropriada, seguindo normas de descarte de resíduos.
- É fundamental manter boa ventilação para renovar o ar e minimizar a concentração de substâncias voláteis.
- Os profissionais devem participar de treinamentos regulares sobre boas práticas sanitárias, uso de produtos químicos e prevenção de infecções.

Com esses cuidados básicos, a clínica pode oferecer serviços com mais qualidade e garantir a segurança de profissionais e pacientes, o que é determinante para o êxito da clínica e dos técnicos que ali trabalham.

Importante!

A criação da Anvisa pela Lei n. 9.782, de 26 de janeiro de 1999 (Brasil, 1999), foi um divisor de águas na regulamentação sanitária no Brasil. Como autarquia especial, a Anvisa tem sede no Distrito Federal e atua em todo o território nacional por meio de postos em portos, aeroportos, fronteiras e recintos alfandegados.

A missão da Anvisa é promover a proteção da saúde pública, controlando sanitariamente a produção e o consumo de produtos e serviços, além de monitorar processos, insumos e tecnologias associados. Esse controle recai sobre medicamentos, alimentos, produtos de higiene, cosméticos, saneantes e equipamentos médicos.

Ademais, a Anvisa atua em situações de crise sanitária, como na pandemia de covid-19. Desde março de 2020, a agência liderou esforços para aprovar e monitorar vacinas, regulamentar medicamentos e orientar o uso de produtos essenciais ao enfrentamento da doença.

Nas clínicas, *spas* e consultórios especializados em tricologia, as Vigilâncias Sanitárias (Visa) são como uma extensão da Anvisa, focando em produtos e serviços específicos para saúde capilar. Suas ações incluem:

- monitoramento de práticas relacionadas ao ciclo de vida dos produtos capilares, desde a fabricação até a distribuição e comercialização;
- fiscalização de boas práticas em fabricação, manipulação e dispensação de produtos capilares; e
- emissão de documentos como o Alvará Sanitário Estadual, a Autorização de Funcionamento e o Certificado de Boas Práticas.

Além das inspeções regulares, a Visa realiza visitas *in loco* para verificar o cumprimento da legislação ou investigar denúncias, que podem ser feitas por cidadãos, órgãos públicos ou forças policiais. Essa atuação visa garantir segurança, qualidade e conformidade nos serviços especializados em tricologia, fortalecendo a confiança do consumidor.

5.3

Estratégias de posicionamento para o tricologista[3]

Ingressar no ramo da tricologia por meio da abertura de uma clínica especializada é uma oportunidade promissora, especialmente diante da crescente demanda por serviços voltados à saúde capilar. No entanto, o sucesso nesse mercado exige mais do que conhecimento técnico; é imprescindível um entendimento abrangente dos aspectos operacionais, administrativos e estratégicos do negócio.

Cada decisão – desde a escolha do local até a implementação de estratégias de *marketing* eficazes – é determinante para o negócio. Compreender as necessidades dos clientes, oferecer serviços personalizados e manter-se atualizado sobre as tendências no campo da tricologia são passos incontornáveis. A gestão eficiente de recursos financeiros, a formação de uma equipe qualificada e a adesão a elevados padrões éticos ajudam a construir confiança e consolidar uma reputação positiva no setor.

Desse modo, uma estratégia de posicionamento bem elaborada torna-se indispensável para diferenciar a clínica no mercado e comunicar sua proposta única de valor. Além de destacar as características exclusivas do negócio, essa estratégia deve incluir inovações, aplicação de tecnologias avançadas e oferta de serviços altamente personalizados, de acordo com as demandas e expectativas do público-alvo.

Uma marca forte e reconhecível está estreitamente ligada a um posicionamento eficaz. Mais do que um provedor de serviços, a clínica deve ser vista como uma referência de excelência e inovação em tricologia. Isso exige uma comunicação consistente em todos os canais – *marketing*, materiais promocionais e presença *on-line* – e que reforce sua identidade e mensagem, fomentando uma imagem de credibilidade entre os clientes.

---

3 Esta seção foi elaborada com base em informações extraídas de Sebrae (2023), Pereira (2013) e Oliveira et al. (2014).

Especializar-se em certos segmentos, como tratamentos para alopecia ou doenças do couro cabeludo, é uma estratégia inteligente para direcionar esforços e recursos de maneira eficiente. Além de possibilitar atendimento mais adequado às necessidades do mercado, isso fortalece a credibilidade e a *expertise* da clínica em áreas específicas.

Ademais, a adaptação constante às tendências e inovações do setor é indispensável para a sustentabilidade do negócio a longo prazo. O mercado de tricologia está em constante evolução, impulsionado por avanços científicos e mudanças nas preferências dos consumidores. Uma estratégia de posicionamento dinâmica possibilita à clínica se manter competitiva e relevante, incorporando novas tecnologias e acompanhando as transformações do mercado.

Não existe uma estratégia ideal, mas sim aquela que melhor se adapta ao contexto e aos objetivos específicos da clínica. Eis algumas estratégias que podem ser adotadas:

- **Plano de marketing**: implementação de ações táticas que envolvem publicidade, promoções, suporte ao cliente, divulgação da marca e distribuição de serviços.
- **Segmentação de mercado**: identificação do público-alvo com base em variáveis geográficas, demográficas, psicográficas e comportamentais, possibilitando decisões mais assertivas.
- **4 Ps do *marketing***: integração de produto, preço, praça e promoção, com foco na criação de valor para o consumidor e alinhamento aos objetivos organizacionais. Esses quatro elementos podem ser assim descritos:

    1. **produto**: abrange desde posicionamento no mercado e inovação até a personalização de serviços e o fortalecimento da imagem diante da concorrência.
    2. **preço**: estabelecimento de preços competitivos para atrair consumidores e gerar lucro por meio de volume de vendas.
    3. **praça**: desenvolvimento de modelos logísticos eficientes que garantam a disponibilidade constante de produtos e serviços.

4. **promoção**: disponibilização planejada e bem executada para destacar produtos e serviços específicos, atraindo maior visibilidade e resultados.

Independentemente da escolha, definir uma estratégia de posicionamento, para além de uma etapa operacional, é uma medida que permeia todos os aspectos do negócio. Ela envolve desde a construção de uma identidade e o entendimento profundo das necessidades do cliente até a especialização em nichos e a capacidade de inovação. Essa combinação é crucial para alcançar o sucesso em um ambiente de negócios dinâmico e competitivo.

Ademais, estudos de *marketing* são fundamentais para detectar as motivações e preferências dos consumidores. A coleta e a análise de dados provenientes de pesquisas mercadológicas, IBGE e redes sociais fornece subsídios para os empreendedores traçarem estratégias e tomarem decisões assertivas. A compreensão detalhada do comportamento do consumidor é um pilar para ajustar ofertas e identificar oportunidades de crescimento.

Empresas que ignoram as opiniões e reclamações de seus clientes nas redes sociais e em outras plataformas digitais enfrentam riscos significativos. Uma abordagem proativa, que inclui monitorar e responder a *feedbacks* com cortesia e agilidade, é indispensável para a construção de uma opinião positiva sobre a clínica. A atenção às necessidades e insatisfações dos consumidores deve ser integrada ao planejamento estratégico para garantir a sustentabilidade e o sucesso do negócio.

Comportamento do consumidor e sua relação com as estratégias de posicionamento

As mudanças no comportamento dos consumidores refletem as transformações sociais das últimas décadas: se em gerações anteriores pessoas com mais idade eram menos preocupadas com a aparência, na atualidade, pessoas adultas e idosas demonstram maior atenção ao visual e ao bem-estar. Esse segmento representa uma oportunidade estratégica para clínicas de tricologia, considerando-se o aumento da expectativa de vida e a crescente busca por qualidade de vida. Identificar e compreender as demandas específicas desse público, que inclui tanto homens quanto mulheres, é essencial para alinhar os serviços da clínica às necessidades dessa parcela crescente da população.

O mercado atual exige a adaptação de produtos e serviços às demandas de um público diversificado e exigente. A busca pela perfeição estética e a preocupação com a aparência impulsionam o desenvolvimento de tratamentos personalizados e inovadores, que atendam às necessidades específicas dos consumidores. Oferecer serviços que englobem as tendências mais recentes da tricologia, como tratamentos especializados para queda de cabelo ou saúde do couro cabeludo, fortalece o posicionamento da clínica como referência em soluções capilares.

Com a ascensão das redes sociais e da internet, as clínicas de tricologia têm à disposição ferramentas poderosas para compreender o comportamento do consumidor. As redes sociais permitem investigar preferências, monitorar tendências e responder rapidamente a *feedbacks*, contribuindo para a fidelização dos clientes. Uma comunicação eficaz, especialmente no tratamento de reclamações, ajuda a consolidar a reputação da clínica e a melhorar a percepção da marca. Estratégias promocionais bem estruturadas, aliadas a uma presença *on-line* ativa, facilitam a construção de uma imagem de confiança e excelência no mercado.

No cenário competitivo da tricologia, é preciso mais do que oferecer serviços-padrão para se destacar. A diferenciação deve ser construída com base em uma proposta única de valor que atenda às expectativas estéticas e funcionais dos consumidores, indo além de tratamentos convencionais. Oferecer uma experiência personalizada e de alta qualidade é outro diferencial que contribui para a fidelização de clientes e a atração de novos públicos.

5.4 Direito do consumidor no contexto da tricologia[4]

Na tricologia, os procedimentos não se limitam ao embelezamento, estendendo-se à saúde capilar dos pacientes. Por essa razão, o Supremo Tribunal de Justiça (STJ) reconhece a natureza consumerista dessas relações, sujeitando-as às disposições do Código de Defesa do Consumidor (CDC) – Lei n. 8.078, de 11 de setembro de 1990 (Brasil, 1990). O CDC estabelece que o tricologista é considerado prestador de serviço e o paciente, consumidor, havendo nessa relação responsabilidade civil objetiva.

A responsabilidade civil objetiva dispensa a comprovação de culpa, o que exige que os profissionais da área sejam extremamente criteriosos na comunicação com seus pacientes. Portanto, o termo de consentimento livre e esclarecido é indispensável, pois o paciente tem de receber todas as informações relevantes sobre o tratamento, incluindo possíveis resultados e riscos. Esse documento, aliado a cadastros e prontuários detalhados e atualizados, serve tanto para proteger os direitos do paciente quanto para resguardar o profissional em eventuais litígios.

Além disso, o termo de consentimento deve contemplar aspectos específicos, como a diversidade de resultados em diferentes tipos de cabelos (caucasianos, africanos ou asiáticos), riscos associados e cuidados pré e pós-procedimento.

4 Esta seção foi elaborada com base em informações extraídas de Sebrae (2023).

A ética na comunicação é outro ponto crucial. Conselhos profissionais desaprovam práticas como a exposição de imagens do tipo "antes e depois" nas redes sociais, pois podem induzir o público a expectativas irreais. A publicidade deve ser clara, precisa e condizente com os resultados possíveis, evitando informações enganosas que comprometam a confiança do consumidor.

Entre outros direitos, o CDC assegura aos consumidores que contratam serviços tricológicos e estéticos:

- **Informação adequada**: os consumidores têm o direito de receber informações completas sobre procedimentos, riscos, benefícios e custos envolvidos.
- **Consentimento livre e esclarecido**: é obrigatório obter o consentimento formal do paciente antes de qualquer procedimento, devendo-se explicar todas as etapas e alternativas disponíveis.
- **Qualidade e segurança**: os serviços devem ser realizados por profissionais qualificados, seguindo padrões de higiene e segurança.
- **Clareza em prazos e condições**: contratos e acordos devem ser transparentes, especificando prazos, condições e formas de pagamento para evitar conflitos.
- **Responsabilidade por danos**: o consumidor tem direito à reparação em caso de danos decorrentes de falhas ou negligências nos procedimentos.
- **Direito de desistência**: em situações específicas, como compras realizadas pela internet, o consumidor pode exercer o direito de arrependimento.
- **Proteção contra publicidade enganosa**: qualquer prática publicitária deve ser transparente e evitar promessas irreais.
- **Privacidade e confidencialidade**: a proteção dos dados pessoais dos pacientes é obrigatória, em conformidade com as normas de privacidade vigentes.

Para saber mais

É fortemente recomendado que profissionais que atuam na área da beleza e saúde capilar conheçam em detalhes o CDC, pois esse instrumento define direitos e deveres para consumidores e para prestadores de serviços, ajudando a evitar conflitos e a oferecer um atendimento mais seguro e ético para pacientes e clientes. Conhecê-lo é fundamental para uma atuação responsável no mercado de tricologia.

BRASIL. Lei n. 8.078, de 11 de setembro de 1990. **Diário Oficial da União**, Poder Legislativo, Brasília, DF, 12 set. 1990. Disponível em: <https://www.planalto.gov.br/ccivil_03/leis/l8078compilado.htm>. Acesso em: 6 fev. 2025.

Síntese

Neste capítulo, enfatizamos que o empreendedorismo em tricologia é uma opção de negócio adaptável, que exige compreensão aprofundada das dinâmicas do mercado e das necessidades do público-alvo. Ao identificar oportunidades de negócios, os profissionais têm a possibilidade de oferecer serviços especializados e inovadores, criando clínicas que se destacam no setor. A combinação de conhecimentos teóricos e práticos, aliada à incorporação de princípios como sustentabilidade e inovação, é fundamental para o sucesso nesse campo. Tomar decisões informadas, desde a escolha de equipamentos até a definição das práticas clínicas, é essencial para o estabelecimento de uma clínica tricológica bem-sucedida, que atenda às demandas do mercado e proporcione um ambiente de tratamento eficaz e de qualidade.

Em adição, discorremos sobre a aplicação do Direito do Consumidor no contexto da tricologia, destacando a relação consumerista entre os profissionais da área e seus pacientes. Com o reconhecimento legal de que o tricologista é um prestador de serviços e o paciente, um consumidor, fica evidente que a responsabilidade civil objetiva rege essas interações, exigindo cuidado redobrado na prestação de serviços.

Questões para revisão

1] Qual dos fatores a seguir é mais importante para a escolha da localização de uma clínica capilar?

a] Proximidade de áreas residenciais de luxo.
b] Distância de hospitais.
c] Facilidade de acesso e fluxo de clientes.
d] Existência de estacionamentos pagos nas proximidades.
e] Disponibilidade de grandes espaços comerciais.

2] Qual órgão regulamenta as normas sanitárias para estabelecimentos de tricologia no Brasil?

a] Agência Nacional de Vigilância Sanitária.
b] Ministério do Trabalho.
c] Instituto Brasileiro de Geografia e Estatística.
d] Secretaria do Meio Ambiente.
e] Conselho Federal de Medicina.

3] O CDC estabelece que o termo de consentimento livre e esclarecido...

a] é opcional para tratamentos capilares não invasivos.
b] deve ser preenchido apenas após o procedimento.
c] pode ser substituído por um contrato verbal.
d] garante resultados estéticos padronizados.
e] explica riscos, complicações e expectativas de resultados.

4] A estratégia de posicionamento que foca em um serviço especializado para um público específico é chamada de:

a] estratégia de custo.
b] diferenciação de produto.
c] foco de mercado.
d] liderança em preço.
e] promoção integrada.

5] Entre as práticas éticas nas redes sociais para tricologistas, é proibido:

a] oferecer informações educativas sobre saúde capilar.
b] divulgar vídeos demonstrativos de procedimentos.
c] participar de discussões profissionais.
d] apresentar resultados de pacientes do tipo "antes e depois".
e] fornecer dicas de cuidados gerais com o cabelo.

Questões para reflexão

1] Qual é a importância de se considerar a localização da clínica capilar? Quais são os fatores que influenciam o sucesso do negócio?

2] Quais são os principais elementos de uma estratégia de posicionamento eficaz para uma clínica de tricologia e como isso pode impactar a fidelidade dos clientes?

3] Como a aplicação adequada do CDC pode contribuir para a segurança jurídica de uma clínica capilar e o bem-estar dos pacientes?

Capítulo

6

Comunicação e construção da imagem pessoal do tricologista

Conteúdos do capítulo:

- Imagem pessoal do tricologista.
- Postura profissional e ética em tricologia.
- Processo de comunicação.
- Comunicação na prática clínica.
- O tricologista como líder de equipes.

Após o estudo deste capítulo, você será capaz de:

1. fazer bom uso da comunicação verbal e não verbal no atendimento ao paciente e entender suas implicações para o diagnóstico e tratamento;
2. Identificar os tipos de pergunta adequados para a anamnese, promovendo um processo investigativo mais eficiente e personalizado;
3. desenvolver habilidades de liderança humanizadas, promovendo um ambiente de trabalho colaborativo, ético e orientado para resultados positivos.

A comunicação eficaz, a liderança, a imagem pessoal e a postura profissional são pilares do desempenho do tricologista na promoção da saúde capilar e na gestão de ambientes clínicos ou multiprofissionais. Além do conhecimento técnico, uma comunicação clara, empática e segura fortalece a relação entre profissional e paciente, melhora a precisão diagnóstica e contribui para a adesão ao tratamento. A postura ética e uma imagem pessoal condizente com a prática profissional reforçam a confiança e a credibilidade. Da mesma forma, a liderança humanizada promove o desenvolvimento da equipe, o bem-estar no ambiente de trabalho e resultados mais satisfatórios. Por essa razão, neste capítulo, apresentamos estratégias práticas para aprimorar essas competências na prática tricológica, otimizando a qualidade do atendimento e a gestão profissional.

6.1 Imagem pessoal do tricologista[1]

A percepção profissional é frequentemente influenciada pela aparência, e, embora alguns possam não se importar com a estética alheia, é inegável que o sucesso e as oportunidades de carreira estão, em certa medida, relacionados ao modo como os indivíduos se apresentam. Se assim é, a atenção à saúde capilar e à aparência pessoal são de suma importância.

A tricologia demanda cuidados específicos com vestuário e acessórios. A apresentação adequada contribui para reforçar a autoridade, a confiança e a credibilidade do profissional, que se torna uma referência para colegas e clientes. Muitas empresas contratam consultores especializados para orientar seus colaboradores quanto à imagem pessoal, destacando a importância crescente de uma boa aparência no ambiente de trabalho.

1 Esta seção foi elaborada com base em informações extraídas de Sebrae (2023), Pereira (2013) e Oliveira et al. (2014).

A postura profissional deve combinar cordialidade, firmeza e discrição. O vestuário deve seguir uma linha clássica, com cores suaves, cortes simples e minimalismo nos detalhes. A sofisticação pode ser expressa por meio de combinações harmoniosas que adicionem um leve contraste ao conjunto, mantendo a elegância e o profissionalismo.

Figura 6.1
Imagem pessoal

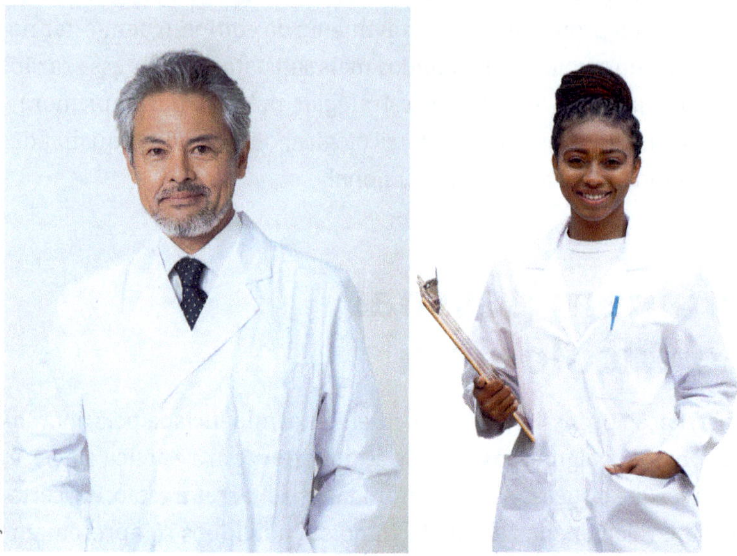

miya227/Shutterstock

Karen Dole/Shutterstock

Peças básicas, como jalecos brancos, limpos e bem passados, são indispensáveis. Cuidados com unhas, cabelo, maquiagem e fragrâncias também são imprescindíveis. As unhas devem ser curtas e com esmalte de cor neutra; com relação ao uso de perfumes e hidratantes, convém usar fragrâncias suaves para evitar incômodos; e no que se refere aos cabelos, se longos, devem estar presos e, se curtos, bem penteados. Quanto aos acessórios, a recomendação é reduzir seu uso ao mínimo indispensável; brincos discretos, maquiagem leve e acessórios neutros reforçam a imagem sofisticada e profissional. O objetivo é equilibrar personalidade e sobriedade, destacando atributos positivos e garantindo uma aparência que inspire confiança e profissionalismo.

6.2 Postura profissional e ética em tricologia[2]

A postura profissional refere-se ao conjunto de comportamentos, atitudes e condutas adotado no ambiente de trabalho, refletindo ética, responsabilidade e comprometimento com as atividades e relacionamentos interpessoais. Esse conceito vai além da aparência física, abrangendo aspectos como pontualidade, respeito, comunicação eficaz, trabalho em equipe e busca constante por aprimoramento e desenvolvimento profissional.

Manter uma postura profissional adequada é vital para o sucesso na carreira, pois contribui para construir uma imagem positiva, despertando confiança e respeito entre colegas, superiores e clientes. Também envolve a capacidade de lidar com desafios e pressões com equilíbrio, demonstrando maturidade emocional, flexibilidade e adaptabilidade.

IMPORTANTE!

Profissionais que mantêm uma conduta ética e íntegra, agindo com honestidade, transparência e responsabilidade no cumprimento de suas obrigações, constroem uma base sólida para relações profissionais duradouras e bem-sucedidas.

Na tricologia, a postura do profissional deve transmitir competência, segurança e empatia. O sucesso depende do equilíbrio entre

2 Esta seção foi elaborada com base em informações extraídas de Fustinoni (2022) e Sallinger (2015).

autoconfiança e comportamento respeitoso. Um tricologista deve ser gentil, educado e evitar o uso de gírias ou apelidos, respeitando diferenças socioculturais e étnicas e mantendo a discrição ante questões pessoais e confidenciais dos clientes.

Além disso, proporcionar um ambiente de trabalho seguro, tranquilo e agradável, utilizar produtos e equipamentos certificados pela Agência Nacional de Vigilância Sanitária (Anvisa) e praticar preços justos são aspectos basilares para uma experiência de atendimento positiva. Esses fatores, aliados a uma postura profissional exemplar, são determinantes para conquistar e fidelizar clientes, consolidando a reputação e o sucesso do negócio.

A ética profissional é um pilar na prática da tricologia, especialmente considerando que, historicamente, muitos tratamentos para calvície e queda capilar se revelaram ineficazes, deixando pacientes desiludidos após promessas infundadas. Nos últimos anos, avanços científicos proporcionaram soluções eficazes, mas cabe ao tricologista guiar cada paciente com honestidade e conhecimento para selecionar a abordagem mais apropriada.

O profissional de tricologia deve priorizar sempre a saúde e o bem-estar do paciente, nunca permitindo que interesses financeiros comprometam a qualidade e a ética do atendimento. Como os tratamentos capilares podem se prolongar por anos, a confiança construída com o paciente é um dos maiores patrimônios do profissional. Agir com integridade, alinhado às mais recentes descobertas científicas, não é apenas uma questão de conduta, mas de responsabilidade profissional.

Cada tipo de tratamento tem restrições e contraindicações, exigindo orientação criteriosa com base em um diagnóstico preciso. As opções terapêuticas estão divididas em três categorias principais:

1. **Tratamento clínico**: inclui medicamentos orais, tópicos e técnicas como *laser* e intradermoterapia.
2. **Tratamento cirúrgico**: compreende transplantes capilares pelas técnicas Follicular Unit Transplantation (FUT), ou transplante de

unidade folicular, e Follicular Unit Extraction (FUE), ou extração de unidade folicular.

3. **Tratamento paliativo e de camuflagem**: envolve próteses capilares, perucas e apliques.

A ética exige que o tricologista recomende o tratamento mais adequado para o caso específico, independentemente do retorno financeiro. Infelizmente, alguns profissionais comprometem essa integridade, indicando procedimentos mais lucrativos, porém inadequados. Esse comportamento mina a confiança do paciente e compromete a reputação profissional. Em contrapartida, uma abordagem transparente e fundamentada em benefícios reais gera fidelidade e recomendações espontâneas.

Por exemplo, um tricologista ético não deve sugerir um transplante capilar quando um tratamento clínico seria suficiente, mesmo que a cirurgia tenha um custo mais elevado. Da mesma maneira, é antiético oferecer tratamentos clínicos para pacientes com folículos não viáveis, quando apenas o transplante garantiria resultados satisfatórios. O gerenciamento realista das expectativas e a recusa em fazer promessas exageradas são práticas essenciais.

Adotar uma postura ética significa tratar todo paciente com o máximo cuidado, promovendo uma experiência acolhedora e respeitosa em cada visita. Estudos demonstram que profissionais confiantes na eficácia dos tratamentos que recomendam alcançam maior sucesso, reforçando a adesão dos pacientes e promovendo melhores desfechos clínicos. A ética, portanto, não apenas sustenta uma prática responsável, como também impulsiona o crescimento sustentável e a credibilidade do tricologista no decorrer de sua carreira.

6.3

Processo de comunicação[3]

No campo dos cuidados tricológicos, a interação entre o tricologista e o paciente é vital para o sucesso dos tratamentos. Nesse contexto, a comunicação exerce um papel central, abrangendo todo o processo de atendimento, desde a recepção inicial e a realização da anamnese tricológica até a definição do plano de cuidado e o acompanhamento dos resultados. Para responder às expectativas do paciente, o profissional deve aplicar conhecimento técnico, julgamento clínico e empatia, estabelecendo uma relação de confiança e promovendo a adesão ao tratamento.

A palavra *comunicação* deriva do latim *communicare*, que significa "tornar comum" ou "compartilhar", destacando o ato de dividir informações e significados. Esse processo envolve a emissão, a recepção e a compreensão de mensagens tanto verbais (linguagem falada e escrita) quanto não verbais (gestos, expressões e postura). A comunicação eficaz depende de elementos como o contexto social, o emissor (quem transmite a mensagem), o receptor (quem a recebe), o canal de transmissão, o meio de comunicação e a resposta gerada.

A comunicação bem-sucedida ocorre quando o emissor codifica uma mensagem clara e o receptor a decodifica corretamente, gerando uma resposta que completa o ciclo de interação. Esse *Feedback* possibilita ajustar o entendimento e reforça o papel dinâmico do diálogo, em que emissor e receptor alternam seus papéis continuamente. No atendimento tricológico, compreender e aplicar esses princípios ajuda a construir relacionamentos produtivos e melhora a experiência e os resultados do paciente, fortalecendo a confiança e a reputação do profissional.

No decorrer do ciclo de comunicação, é possível que ocorram falhas, barreiras, ruídos ou distorções que prejudiquem a eficácia

3 Esta seção foi elaborada com base em informações extraídas de Chiavenato (2004), Romero (2013) e Souza, Silva e Mesquita (2015).

tanto na emissão quanto na recepção da mensagem. Nesse contexto, a responsabilidade do profissional é compreender o que o paciente está transmitindo, processar a mensagem que ele pretende comunicar e assegurar-se de que o paciente a recebeu, com um *feedback* satisfatório, compreendendo a mensagem adequadamente.

Figura 6.2
Processo de comunicação

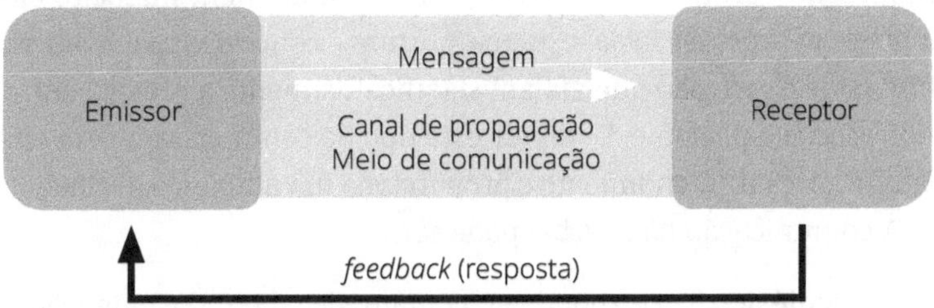

Fonte: Souza; Silva; Mesquita, 2015, p. 9.

A **comunicação verbal** refere-se ao uso de palavras em mensagens transmitidas por meio da fala ou da escrita e recebidas mediante escuta ativa ou leitura. Para profissionais da saúde, especialmente em tricologia, é importante que tanto o conteúdo quanto o modo de comunicação sejam claros e compreensíveis, levando em conta as diferenças socioeconômicas, culturais e possíveis deficiências auditivas, visuais ou cognitivas dos pacientes.

Na interação com o paciente, a **fala** assume papel de destaque. Aspectos como pronúncia correta, articulação, ritmo, modulação e timbre de voz influenciam diretamente a eficácia da mensagem. O profissional deve usar uma linguagem acessível, evitando o uso excessivo de jargões técnicos, e adaptar-se ao nível de entendimento do paciente. Frases simples, orientações claras e tom de voz adequado contribuem para construir confiança e empatia. Além disso, observar o tom de voz do paciente ajuda a captar suas emoções, como ansiedade, dúvida ou satisfação, e a responder de forma apropriada.

A comunicação **escrita**, por sua vez, ao compreender o uso de sinais gráficos para substituir sons vocais, complementa as orientações verbais, minimizando erros no uso de produtos cosméticos ou procedimentos. Além disso, possibilita documentar informações, registrar a evolução do paciente e compartilhar dados entre profissionais. A escrita precisa e objetiva, seja em papel, seja em meio eletrônico, assegura registros confiáveis e contribui para um atendimento de qualidade.

Já a comunicação não verbal é um poderoso complemento à comunicação verbal, frequentemente superando-a em impacto. Ela abrange expressões faciais, gestos, posturas, contato visual e outras formas de expressão que afetam significativamente a relação entre profissional e paciente. Dominar esse tipo de comunicação gera empatia, reforça o entendimento e proporciona um ambiente acolhedor.

A comunicação não verbal pode ser:

- **oculésica**: corresponde ao contato visual e indica atenção e interesse, facultando avaliar reações não verbais do paciente;
- **háptica**: refere-se ao uso do toque, que reduz tensões e reforça vínculos afetivos, podendo ser instrumental, afetiva ou terapêutica;
- **cinésica**: compreende as expressões corporais e garante coerência entre comunicação verbal e não verbal, sendo a postura e os gestos determinantes na transmissão de mensagens;
- **proxêmica**: relaciona-se à distância interpessoal e deve assegurar privacidade sem causar desconforto, sendo influenciada pela disposição física do ambiente.
- **comunicação visual**: inclui símbolos, ícones e objetos que facilitam a compreensão, especialmente para pacientes com baixo letramento;
- **objetiva** (no sentido de uso de objetos): a vestimenta profissional e os itens de trabalho transmitem mensagens sobre credibilidade e organização.

Ao integrar comunicação verbal e não verbal com eficácia, o profissional tricologista fortalece o vínculo com o paciente, promove melhor entendimento e otimiza os resultados do tratamento.

6.4

Comunicação na prática clínica[4]

A prática clínica ultrapassa o domínio técnico, constituindo uma interação humana que requer habilidades comunicativas elementares. Recursos como escuta ativa, aconselhamento, assertividade e empatia são indispensáveis para criar uma conexão eficaz, proporcionando um ambiente acolhedor e favorável ao diagnóstico e tratamento capilar. A seguir, detalhamos como essas habilidades contribuem para uma comunicação eficiente e empática.

Escuta ativa

Possibilita captar tanto os elementos conscientes quanto os inconscientes expressos pelo paciente durante a consulta. Demonstrar interesse genuíno ajuda a estabelecer um ambiente de confiança, encorajando o paciente a compartilhar suas preocupações sobre saúde capilar. Gestos que indicam atenção, como contato visual, acenos afirmativos e parafrasear informações do paciente, reforçam essa prática. Além disso, eliminar julgamentos pessoais e reconhecer as particularidades culturais e sociais de cada paciente ajudam o tricologista a compreender melhor as necessidades comunicadas.

A escuta reflexiva requer foco total nas palavras e nas expressões não verbais, buscando o significado subjacente às mensagens. Essa conduta faz o paciente se sentir respeitado e compreendido, contribuindo para a adesão ao tratamento e o equilíbrio emocional diante dos desafios capilares.

Empatia

Envolve reconhecer e compreender os sentimentos do paciente, identificando-se emocionalmente com sua situação. Essa habilidade

4 Esta seção foi elaborada com base em informações extraídas de Souza, Silva e Mesquita (2015).

fortalece a comunicação humanizada, primordial em ambientes de cuidado. É percebida não apenas por palavras, mas também por expressões faciais, tom de voz e gestos. Um tricologista empático constrói relações de confiança, baseadas no respeito e na atenção às necessidades holísticas do paciente, sempre observando os princípios éticos.

Assertividade

É a capacidade de comunicar pensamentos e necessidades de maneira clara, direta e respeitosa, fundamentada nas melhores práticas e evidências científicas. Esse tipo de comunicação equilibra o respeito pelos direitos do paciente e a expressão das orientações profissionais.

Fique atento!

Existem três estilos de comunicação:

1. **Não assertiva**: submissão, passividade e falta de expressão de sentimentos ou opiniões.
2. **Agressiva**: domínio excessivo, desrespeito ao paciente e uso de tom sarcástico ou impositivo, prejudicando a adesão ao tratamento.
3. **Assertiva**: comunicação direta e respeitosa, a qual garante clareza, confiança mútua e adesão às condutas recomendadas.

Profissionais que utilizam a comunicação assertiva estabelecem um vínculo positivo, obtendo resultados terapêuticos mais efetivos e relações profissionais mais saudávei

Aconselhamento

Visa educar o paciente sobre os procedimentos e expectativas relacionadas ao tratamento capilar, incluindo os possíveis riscos e benefícios.

No entanto, a eficácia do aconselhamento depende de estratégias comunicacionais adequadas, como clareza na organização da mensagem, linguagem simples e adaptação às necessidades individuais do paciente.

A avaliação das necessidades de aprendizagem é o primeiro passo para um aconselhamento eficaz. Essa avaliação identifica os temas prioritários e a melhor metodologia didática, respeitando aspectos como habilidades de leitura, preferências culturais e limitações físicas.

Quando o idioma é uma barreira, é importante considerar o uso de recursos de tradução ou adaptar a comunicação para assegurar o entendimento pleno.

6.4.1 Aplicação de questionamentos

Ao se comunicar com o paciente durante a anamnese, o tricologista deve iniciar a consulta com **perguntas abertas**, que possibilitam ao paciente expressar livremente seus sintomas, preocupações ou percepções. Essas perguntas favorecem a obtenção de informações gerais e ajudam a compreender a perspectiva do paciente. **Perguntas fechadas** são mais apropriadas para direcionar a conversa, adicionar informações complementares ou investigar aspectos específicos que não foram mencionados espontaneamente. O uso estratégico dessas formas de questionamento possibilita ao tricologista aplicar julgamento clínico com eficácia e registrar no prontuário informações relevantes para uma avaliação completa e precisa do quadro clínico.

As perguntas abertas e fechadas são ferramentas comunicacionais elementares, com características e finalidades distintas. As distinções entre elas estão explicitadas no Quadro 6.1.

Quadro 6.1

Distinção entre perguntas abertas e fechadas

	Perguntas abertas	Perguntas fechadas
Características	Demandam respostas mais detalhadas e reflexivas, incentivando o paciente a descrever suas experiências de maneira livre.	Geram respostas curtas e objetivas, como "sim" e "não", ou informações específicas.
Exemplos	"Qual é a sua principal preocupação com relação à saúde capilar?" "O que tem lhe incomodado no couro cabeludo?"	"Você notou aumento na queda de cabelo?" "Tem sentido coceira ou ardência no couro cabeludo?"
Finalidade	Estimular a expressão de pensamentos, sentimentos e percepções, proporcionando uma visão mais ampla e descritiva do problema.	Obter dados diretos e específicos, úteis para esclarecer dúvidas, confirmar hipóteses ou direcionar a investigação para pontos relevantes.

O uso equilibrado de perguntas abertas e fechadas auxilia na condução de uma anamnese eficaz. Perguntas abertas possibilitam ao profissional investigar as experiências do paciente de maneira abrangente, contribuindo para uma abordagem holística. Já as perguntas fechadas ajudam a refinar e confirmar informações, proporcionando precisão no diagnóstico e eficiência na comunicação. Integrar ambas as estratégias garante uma interação rica, informativa e orientada para a personalização do plano de cuidado capilar.

Figura 6.3
Diferenças entre questões abertas e fechadas

Questões abertas	Questões fechadas
Utilizadas para obter informações gerais	Utilizadas para direcionar o relato do paciente para pontos específicos
Importantes no início da entrevista	Dão pouca margem para explicação e qualificação
Permitem ao paciente falar espontaneamente sobre sua história	Servem para esclarecer e acrescentar detalhes à história

Fonte: Souza; Silva; Mesquita, 2015, p. 15.

Além disso, certas perguntas devem ser evitadas durante a anamnese, pois podem comprometer a qualidade das informações obtidas ao induzir, intimidar, confundir ou expressar julgamentos implícitos. Alguns exemplos de questionamentos que devem ser evitados são os explicitados no Quadro 6.2, a seguir.

Quadro 6.2

Tipos de perguntas dirigidas ao paciente que devem ser evitadas em contexto de anamnese

Tipo de pergunta	Descrição	Exemplo	Impacto	Alternativa
Subjetiva	Formulada de modo a induzir a uma resposta específica.	"Você não acha que seu cabelo está muito danificado?"	Reduz a espontaneidade do paciente e limita a expressão verdadeira de sua percepção.	"Como você avalia que está seu cabelo?"
Com "por que"	Pode ser interpretada como intimidadora ou acusatória.	"Por que você não seguiu o tratamento anterior?"	Tende a fazer o paciente adotar uma postura defensiva.	"Pode me contar o que dificultou o seguimento do tratamento?"
Múltipla	Apresenta vários questionamentos ao mesmo tempo.	"Você notou queda de cabelo e coceira ou ressecamento no couro cabeludo?"	Leva o paciente a responder apenas parcialmente ou de maneira confusa.	Dividir as questões em perguntas únicas e específicas.
Jargão técnico	Caracteriza-se pelo emprego excessivo de terminologia complexa.	"Você está com eflúvio telógeno ou alopecia areata?"	Pode confundir o paciente e gerar distanciamento.	Usar linguagem simples e explicativa adequada ao nível de compreensão do paciente.
Com entrelinhas ou viés de julgamento	Contêm suposições ou expectativas que direcionam a resposta do paciente.	"Você realmente acha que lavar o cabelo todo dia é necessário?"	Induz o paciente a responder conforme a expectativa do profissional, prejudicando a objetividade da anamnese.	"Com que frequência você lava os cabelos?

Adotar uma abordagem comunicativa clara, respeitosa e isenta de vieses ajuda o paciente a se sentir à vontade para compartilhar informações de maneira sincera e detalhada, contribuindo para uma avaliação clínica mais precisa e humanizada.

6.5 Tricologista como líder de equipes[5]

O tricologista pode exercer papel de liderança em diferentes contextos, seja como gestor de sua clínica ou em ambientes multiprofissionais. Nesse cenário, compreender a importância de liderar uma equipe de modo eficaz é muito relevante para alcançar resultados duradouros e promover um ambiente de trabalho saudável.

Mais do que ser um gestor eficiente, capaz de conduzir processos e alcançar metas, o verdadeiro diferencial reside em desenvolver habilidades de liderança — uma competência que amadurece com experiência e prática. Liderar com eficácia envolve inspirar, apoiar o crescimento profissional e zelar pelo bem-estar da equipe, fomentando um ambiente colaborativo e produtivo.

Atualmente, as empresas buscam profissionais que, além de entregarem resultados, tenham a sensibilidade de reconhecer o potencial de cada colaborador. Isso significa adotar uma abordagem personalizada, valorizando a singularidade e as ambições de cada membro da equipe. Um líder capaz de cultivar confiança e empatia demonstra estar comprometido com o desenvolvimento humano, contribuindo para um ambiente respeitoso e motivador.

Ademais, um líder deve compreender os propósitos estratégicos da empresa e desenvolver ações focadas para alcançá-los. Também se espera dele que dedique tempo ao diálogo individualizado,

5 Esta seção foi elaborada com base em informações extraídas de Chiavenato (2004) e Romero (2013).

reconhecendo forças e fraquezas e evidenciando que cada colaborador contribui para o sucesso coletivo.

O comportamento do líder influencia diretamente as atitudes e o desempenho da equipe, que frequentemente observa suas ações como referência de conduta. Por isso, a postura do líder deve ser alicerçada em respeito, empatia e confiança, estabelecendo uma base sólida para a construção de relacionamentos profissionais saudáveis.

O modelo de gestão tradicional, baseado em ordens e obediência, tem sido substituído por abordagens mais humanizadas, em que o foco está na colaboração e no diálogo. Ambientes geridos com uma liderança autoritária tendem a ser menos produtivos, pois os colaboradores podem se sentir desmotivados e desconectados do propósito organizacional.

Já um líder acessível, disposto a ouvir e considerar sugestões, fomenta um ambiente harmonioso e engajado. Essa integração gera uma cultura de confiança e pertencimento, e os colaboradores se sentem motivados a contribuir com seu melhor desempenho, gerando resultados superiores e criando um ambiente mais satisfatório para todos.

Para saber mais

No estudo indicado a seguir, os pesquisadores analisam os principais eixos temáticos relacionados à comunicação nas práticas de saúde, destacando a importância da comunicação eficaz para a qualidade do atendimento e a segurança do paciente.

CORIOLANO-MARINUS, M. W. de L. Comunicação nas práticas em saúde: revisão integrativa da literatura. **Saúde e Sociedade**, São Paulo, v. 23, n. 4, p. 1356-1369, 2014. Disponível em: <https://www.scielo.br/j/sausoc/a/v4qzCcwMMwyyz5TtztQ9sMg/?format=pdf&lang=pt>. Acesso em: 6 fev. 2025.

Síntese

Neste capítulo, enfatizamos que comunicação, liderança, imagem pessoal e postura profissional impactam diretamente a prática tricológica. Comentamos que habilidades como escuta ativa, empatia, assertividade e aconselhamento são essenciais para criar um relacionamento de confiança com o paciente, melhorando o diagnóstico e o tratamento. A postura ética e a comunicação clara, respeitosa e acessível reforçam a credibilidade profissional. Além disso, o tricologista deve liderar com foco tanto em resultados quanto no bem-estar da equipe, servindo de exemplo e promovendo um ambiente colaborativo e produtivo. A abordagem humanizada e a valorização das contribuições individuais fortalecem a motivação e o engajamento, refletindo o compromisso com uma atuação ética e de excelência.

Questões para revisão

1] A imagem pessoal e a postura profissional do tricologista são fatores basilares no atendimento ao paciente. Assinale a alternativa que **não** condiz com uma postura profissional adequada.

a] Manter uma apresentação pessoal limpa e bem cuidada.
b] Demonstrar empatia e respeito pelo paciente.
c] Utilizar uma linguagem técnica acessível ao público leigo.
d] Estabelecer uma relação de confiança com o paciente.
e] Adotar uma postura de superioridade para afirmar autoridade.

2] Assinale a alternativa que melhor descreve a importância da postura profissional do tricologista.

a] Apenas o conhecimento técnico é suficiente para garantir a confiança do paciente.
b] A postura profissional não deve ser flexível, devendo sempre ser o mais formal possível.

c] A postura profissional influencia diretamente a credibilidade e a relação de confiança com o paciente.
d] O uso de jargões técnicos ajuda a demonstrar conhecimento e promove a empatia.
e] A postura profissional não interfere na percepção do paciente sobre a qualidade do serviço.

3] Qual das alternativas a seguir indica uma atitude que contribui para uma imagem pessoal e postura profissional adequada em um ambiente de atendimento tricológico?

a] Usar vestuário informal para criar um ambiente descontraído.
b] Manter contato visual adequado e adotar uma linguagem corporal aberta.
c] Evitar o uso de uniformes para reforçar a autonomia profissional.
d] Priorizar a comunicação digital em vez de interações pessoais.
e] Demonstrar pressa durante o atendimento para otimizar o tempo.

4] A comunicação eficaz é fundamental para o tricologista durante o atendimento ao paciente. Tendo isso em vista, assinale a alternativa que indica uma prática recomendada para iniciar a anamnese.

a] Fazer perguntas fechadas para obter respostas rápidas.
b] Utilizar termos técnicos para demonstrar conhecimento.
c] Começar com perguntas abertas para explorar informações gerais.
d] Evitar fazer perguntas sobre o histórico de saúde do paciente.
e] Priorizar perguntas subjetivas para obter respostas detalhadas.

5] A escuta ativa envolve...

a] julgar as opiniões do paciente para corrigir erros.
b] fazer perguntas múltiplas para obter mais informações.
c] eliminar julgamentos e demonstrar interesse genuíno.
d] limitar a comunicação a perguntas fechadas.
e] focar apenas nas respostas verbais do paciente.

Questões para reflexão

1] Qual é a importância da escuta ativa e como ela contribui para um melhor relacionamento entre o tricologista e o paciente?

2] Quais são as características de uma comunicação assertiva e como essa abordagem influencia a adesão ao tratamento tricológico?

3] Em que gestão e liderança se distinguem? Como um líder incentiva a construção de um ambiente colaborativo e produtivo?

Considerações finais

Compusemos esta obra com o intuito de oferecer ao leitor um guia abrangente para profissionais da área capilar. Enfatizamos aqui a crescente importância da tricologia na saúde e na estética. Demonstramos que o estudo e o cuidado com os cabelos evoluíram significativamente e que, atualmente, estão disponíveis no mercado ferramentas e técnicas eficientes para tratar diversas condições capilares.

Além de aspectos científicos e de conhecimentos basilares referentes à pele e a seus anexos, com destaque para pelos e cabelos, tratamos de questões relativas à prática clínica, incluindo os cuidados capilares com cosméticos e medicamentos e a suplementação. A combinação dessas abordagens é essencial para proporcionar tratamentos holísticos e eficazes, adaptados às necessidades individuais dos pacientes.

Também expusemos o tema *empreendedorismo em tricologia*, visto que essa é uma área em franco crescimento, que oferece inúmeras oportunidades de negócios. Compreender o mercado, as demandas dos pacientes e as especificidades legais é crucial para estabelecer uma clínica tricológica de sucesso. Acerca disso, dedicamos os últimos capítulos desta obra para detalhar as condutas mais adequadas no planejamento e na implantação de uma clínica própria, no atendimento dos pacientes ou clientes, bem como na interação com colegas ou na liderança de equipes. Destacamos a todo momento que o respeito e a conduta ética são valores incontornáveis.

No decorrer destas páginas, buscamos oferecer, além de informações teóricas extremamente relevantes, orientações práticas sobre a atuação profissional em tricologia. Nossa intenção foi proporcionar uma base sólida de conhecimento que contribua para a formação e o crescimento profissional do leitor.

Reconhecendo que a tricologia é uma ciência em constante evolução, e que o compromisso com a educação contínua e a inovação é a chave para o sucesso, desejamos que este livro seja um ponto de partida para novas descobertas e conquistas, e que inspire todos os profissionais a buscarem a excelência em cada aspecto de sua prática.

Lista de siglas

18-MEA	*18-Methyl eicosanoic acid* (Ácido 18-metil-eicosanoico)
ABT	Academia Brasileira de Tricologia
Anvisa	Agência Nacional de Vigilância Sanitária
CDC	Código de Defesa do Consumidor
CVCO	Certificado de Vistoria e Conclusão Obras
DataSUS	Departamento de Informação e Informática do Sistema Único de Saúde
DHT	Di-hidrotestosterona
EHRS	European Hair Research Society
EPI	Equipamento de proteção individual
FC	Fator de crescimento
FDA	Food and Drug Administration
FGF	*Fibroblast growth factor* (fator de crescimento de fibroblastos)
FI	Filamento intermediário
FISPQ	Ficha de Informações de Segurança de Produtos Químicos
FPS	Fator de proteção solar
FUE	Follicular Unit Extraction
FUT	Follicular Unit Transplantation
HPB	Hiperplasia prostática benigna
IBGE	Instituto Brasileiro de Geografia e Estatística

INCI Name | International Nomenclature of Cosmetic Ingredients
IPTU | Imposto Predial e Territorial Urbano
ITR | Imposto Territorial Rural
PCDs | Pessoas com deficiência
PDGF | *Platelet-derived growth factor* (fator de crescimento derivado de plaquetas)
PVM/MA | Poliquatérnio e copolímero
PVP | Polivinilpirrolidona
RDC | Resolução da Diretoria Colegiada
STJ | Supremo Tribunal de Justiça
TGF-β | *Transforming growth factor beta* (fator de crescimento transformador beta)
UF | Unidade folicular
UVB | Raio ultravioleta B
VEGF | *Vascular endothelial growth factor* (fator de crescimento vascular endotelial)
Visa | Vigilâncias Sanitárias
VOC | *Volatile organic compound* (composto orgânico volátil)

Referências

ABT – Academia Brasileira de Tricologia. **Formação básica em terapia capilar**. Módulo I. 2021.

ALMEIDA, B. de L. **Modelo de pele humana reconstruída como plataforma para estudos de fotoenvelhecimento**. 75 f. Dissertação (Mestrado em Ciências Farmacêuticas) – Universidade Federal do Amazonas, Manaus, 2020. Disponível em: <https://tede.ufam.edu.br/bitstream/tede/7847/5/Disserta%c3%a7%c3%a3o_BiancaLima_PPGCF.pdf>. Acesso em: 3 fev. 2025.

AUDI, C. et al. Desenvolvimento e mecanismo de ação da canície e queda capilar. **Iniciação – Revista de Iniciação Científica, Tecnológica e Artística Edição Temática em Saúde e Bem-estar**, São Paulo, v. 6, n. 5, p. 1-18. abr. 2017. Disponível em: <https://www1.sp.senac.br/hotsites/blogs/revistainiciacao/wp-content/uploads/2017/04/187_IC_Artigo_Final.pdf>. Acesso em: 3 fev. 2025.

BARONI, A. et al. Structure and Function of the Epidermis Related to Barrier Properties . **Clinical Dermatology**, v. 30, n. 3, p. 257-262, May 2012.

BERMAR, K. C. de O. **Farmacotécnica**: técnicas de manipulação de medicamentos. São Paulo: Érica, 2014. (Série Eixos).

BRASIL. Lei n. 8.078, de 11 de setembro de 1990. **Diário Oficial da União**, Poder Legislativo, Brasília, DF, 12 set. 1990. Disponível em: <https://www.planalto.gov.br/ccivil_03/leis/l8078compilado.htm>. Acesso em: 6 fev. 2025.

BRASIL. Lei n. 9.782, de 26 de janeiro de 1999. **Diário Oficial da União**, Poder Legislativo, Brasília, DF, 27 jan. 1999. Disponível em: <https://www.planalto.gov.br/ccivil_03/leis/l9782.htm>. Acesso em: 5 fev. 2025.

BRASIL. Ministério da Saúde. Agência Nacional de Vigilância Sanitária. Resolução n. 7, de 10 de fevereiro de 2015. **Diário Oficial da União**, Brasília, DF, 11 fev. 2015. Disponível em: <https://bvsms.saude.gov.br/bvs/saudelegis/anvisa/2015/rdc0007_10_02_2015.pdf>. Acesso em: 4 fev. 2025.

BRASIL. Ministério da Saúde. Agência Nacional de Vigilância Sanitária. Resolução n. 79, de 28 de agosto de 2000. **Diário Oficial da União**, Brasília, DF, 31 ago. 2000. Disponível em: <https://www.ribeiraopreto.sp.gov.br/files/ssaude/pdf/resolucao_79_20000828.pdf>. Acesso em: 3 fev. 2025.

BRASIL. Ministério da Saúde. Agência Nacional de Vigilância Sanitária. Resolução n. 250, de 21 de novembro de 2018. **Diário Oficial da União**, Brasília, DF, 23 nov. 2018. Disponível em: <https://www.in.gov.br/web/dou/-/resolucao-rdc-n-250-de-21-de-novembro-de-2018-51524205>. Acesso em: 4 fev. 2025.

BRUNTON, L. L.; HILAL-DANDAN, R.; KNOLLMANN, B. C. (Org.). **As bases farmacológicas da terapêutica de Goodman & Gilman**. 12. ed. Porto Alegre: AMGH, 2012.

CARVALHO, W.; RIBAS, A. E. B. **Cosmetologia aplicada à estética**. São Paulo: Farmacêutica, 2019.

CHIAVENATO, I. **Introdução à teoria geral da administração**: na administração das organizações. 8. ed. Rio de Janeiro: Elsevier, 2004.

CRUZ, P. et al. Nutrição e saúde dos cabelos: uma revisão. **Advances in Nutritional Sciences**, v. 1, n. 1, p. 33-40, 2020. Disponível em: <https://ansj.com.br/journal/index.php/1/article/view/5/52>. Acesso em: 3 fev. 2025.

EUROPEAN COMMISSION. **Cosmetic ingredient database**. Disponível em: <https://single-market-economy.ec.europa.eu/sectors/cosmetics/cosmetic-ingredient-database_en>. Acesso em: 17 fev. 2025.

FUSTINONI, L. **Manual internacional de tricologia avançada**: um guia completo sobre cabelo, couro cabeludo e doenças capilares. Cotia: Vital, 2022.

HALAL, J. **Milady – Tricologia**: química cosmética capilar. 2. ed. São Paulo: Cengage Learning, 2016.

LACARRUBBA, F.; MICALI, G.; TOSTI, A. Scalp Dermoscopy or Trichoscopy. **Current Problems in Dermatology**, n. 47, p. 21-32, 2015.

LEVORATO, A. P. et al. Fatores de crescimento: um novo conceito no reparo tecidual. **Revista Terra e Cultura: Cadernos de Ensino e Pesquisa**. v. 34, n. esp., p. 171-182, 2018. Disponível em: <http://periodicos.unifil.br/index.php/Revistateste/article/view/1016/941>. Acesso em: 3 fev. 2025.

MITEVA M.; TOSTI A. Hair and Scalp Dermatoscopy. **Journal of the American Academy of Dermatology**, v. 67, i. 5, p. 1040-1048, Nov. 2012.

OLIVEIRA, A. L. et al. **Curso didático de estética**. 2. ed. São Caetano do Sul: Yendis, 2014.

PEREIRA, M. F. L. (Org.). **Cosmetologia**. Santo André: Difusão, 2013. (Série Curso de Estética).

RANG, P. H. et al. **Rang & Dale**: farmacologia. 8. ed. Rio de Janeiro: Elsevier, 2016.

RIBEIRO, A. C.; ANTUNES JUNIOR, D.; SOUZA, V. M. **Tricologia e cosmética capilar**: das alterações aos tratamentos. São Paulo: Farmacêutica, 2021.

SALLINGER, D. **Manual da queda capilar**. São Paulo: Caeci, 2015.

SEBRAE – Serviço Brasileiro de Apoio às Micro e Pequenas Empresas. **Como montar uma clínica de saúde**. Disponível em: <https://sebrae.com.br/sites/PortalSebrae/ideias/como-montar-uma-clinica-de-saude,63097a51b9105410VgnVCM1000003b74010aRCRD#apresentacao-de-negocio>. Acesso em: 3 fev. 2025.

SOUZA, T. T. de; SILVA, W. B. da; MESQUITA, A. R. **Curso online**: prescrição farmacêutica no manejo de problemas de saúde autolimitados. Módulo 2. Unidade 2: Habilidades de comunicação do farmacêutico. Brasília: Conselho Federal de Farmácia, 2015. Disponível em: <https://www.cff.org.br/userfiles/Apostila_1.pdf>. Acesso em: 3 fev. 2025.

VIVIER, A. du. **Atlas de dermatologia clínica**. 4. ed. Rio de Janeiro: Elsevier, 2014.

WELLER, R.; HUNTER, H.; MANN, M. The Function and Structure of the Skin. In: WELLER, R.; HUNTER, H.; MANN, M. **Clinical Dermatology**. 4th ed. New Jersey: Wiley-Blackwell, 2008. p. 10-33.

Respostas

Capítulo 1

Questões para revisão

1. b
2. e
3. d
4. c
5. c

Capítulo 2

Questões para revisão

1. c
2. c
3. c
4. b
5. d

Capítulo 3

Questões para revisão

1. b
2. c
3. d

4. b
5. d

Capítulo 4

Questões para revisão

1. c
2. b
3. c
4. b
5. d

Capítulo 5

Questões para revisão

1. c
2. a
3. e
4. c
5. d

Capítulo 6

Questões para revisão

1. e
2. c
3. b
4. c
5. c

Sobre a autora

Patrícia Rondon Gallina Menegassa

É mestra em Ciências Farmacêuticas (2023) pela Universidade Federal do Paraná (UFPR); especialista em Farmácia Estética – MBA (2018) pelo Centro Universitário Ingá (Uningá) e em Gestão Comercial, Planejamento e Estratégia – MBA (2020) pelo Centro Universitário Internacional Uninter; e graduada em Farmácia (2015) pelo Centro Universitário Campos de Andrade (Uniandrade). É autora das obras *Processo saúde-doença relacionado às práticas integrativas e complementares* (2022) e *Cuidados em saúde: uma abordagem em práticas integrativas e complementares* (2023), ambas publicadas pela Editora InterSaberes. Atualmente, é professora no Centro Universitário Internacional Uninter, onde também coordena cursos superiores de tecnologia.

Impressão:
Abril/2025